# 如何预防
# 下一次大流行

[美] 比尔·盖茨 BILL GATES 著

## HOW TO PREVENT
## THE NEXT
## PANDEMIC

崔樱子 高峥荣 译　高福 主审

中信出版集团｜北京

图书在版编目（CIP）数据

如何预防下一次大流行 /（美）比尔·盖茨著；崔
樱子，高峥荣译 . -- 北京：中信出版社，2022.6
书名原文：How to Prevent the Next Pandemic
ISBN 978-7-5217-4415-6

Ⅰ . ①如… Ⅱ . ①比… ②崔… ③高… Ⅲ . ①传染病
防治 Ⅳ . ① R183

中国版本图书馆 CIP 数据核字（2022）第 086870 号

如何预防下一次大流行
著者： 　［美］比尔·盖茨
译者： 　　崔樱子　高峥荣
出版发行：中信出版集团股份有限公司
　　　　　（北京市朝阳区惠新东街甲 4 号富盛大厦 2 座　邮编　100029）
承印者： 　北京顶佳世纪印刷有限公司

开本：787mm×1092mm　1/16　　　　印张：20.5　　　字数：215 千字
版次：2022 年 6 月第 1 版　　　　　印次：2022 年 6 月第 1 次印刷
京权图字：01-2022-2519　　　　　　书号：ISBN 978-7-5217-4415-6
定价：68.00 元

版权所有·侵权必究
如有印刷、装订问题，本公司负责调换。
服务热线：400-600-8099
投稿邮箱：author@citicpub.com

比尔·盖茨 著有


《未来之路》

（与内森·梅尔沃德和彼得·赖尼尔森合著）


《未来时速》

（与柯林斯·海明威合著）


《气候经济与人类未来》

致敬

在新冠肺炎大流行期间，奋不顾身的一线工作人员，

以及能够确保他们永远不必再这样做的科学家和领导人。


缅怀保罗·法默博士，

其一生致力于拯救生命，激励了整个世界。

本书的收益将全部捐赠给法默博士的组织——健康伙伴基金会。

# 目　录

# 前　言

　　2020 年 2 月中旬的一个周五晚上，我正在用晚餐，那时我意识到新冠肺炎将演变成一场全球性灾难。

　　几周以来，我一直在与盖茨基金会的专家讨论一种新的呼吸道疾病。这种疾病刚刚开始在世界上的一些国家和地区传播。我们很幸运地拥有一支世界级的团队，他们在追踪、治疗和预防传染病方面有着几十年的经验，他们也正在密切关注新型冠状病毒。这种病毒已经出现在非洲，根据盖茨基金会的早期评估和非洲政府的要求，我们提供了一些资助，以帮助防止病毒进一步扩散，同时帮助其他国家做好准备，以防疫情暴发。我们的想法是：希望这种病毒不会在全球蔓延，但我们必须先假设它会，直到我们确认情况并非如此。

　　当时，人们仍然有理由相信，这种病毒在掌控之中，不会成为一次大流行。中国政府采取了空前的安全措施来封锁武汉 [1]——这个暴发新冠疫情的城市，他们关闭了全部学校和公共场所，按规定严格管控居民外出。而其他各国仍允许人们自由旅行，病毒还是可控的。2月初，我还曾飞往南非参加一场慈善网球赛。

我从南非回来后想在基金会就新冠肺炎大流行开展一次深入的讨论。我一直在思考一个核心问题，并想要深入地探索：它能被遏制吗，还是会蔓延至全球？

我发起了多年来我一直从中受益且喜爱的方式——工作晚餐。这种方式可以让你不会为议程而烦恼，你只需邀请一些专家，提供食物和饮料，提出几个问题，然后让他们自由地思考。我手里拿着叉子，腿上放着餐巾，进行了我职业生涯中最精彩的一部分谈话。

因此，从南非回来的几天后，我发送了一封电子邮件，安排周五晚上的事宜："我们希望同参与新冠病毒研究工作的人共进晚餐，以了解情况。"尽管时间安排得并不宽裕，受邀者的日程安排也很满，但几乎每个人都很友善地答应了。在那个周五，来自基金会和其他组织的十几位专家应邀来到我位于西雅图郊外的办公室共进晚餐。在吃牛小排和沙拉时，我们进入了核心问题：新冠肺炎会演变为一次大流行吗？

那天晚上我得知，现有数据并不乐观，特别是由于新冠病毒可以通过气溶胶传播，这使得它比通过接触传播的病毒（例如艾滋病病毒或埃博拉病毒）更具传染性，因此几乎没有可能将它控制在少数几个国家。几个月内，全世界有数百万人感染了这种病毒，数百万人面临死亡。

令我感到震惊的是，各国政府并没有对这场迫在眉睫的灾难给予更多关注。我想问的是："为什么政府不采取紧急行动？"

对此，团队中来自南非的科学家、从埃默里大学来到我们基金会的基思·克鲁格曼（Keith Klugman）研究员简单地说道："他们应该迅速行动起来。"

传染病，无论是否会成为大流行，对我来说都是一种困扰。不像我此前多本书中的主题——软件和气候变化，致命的传染病通常不是人们需要考虑的事情。（新冠肺炎打破了这一规律。）我不得不按捺住自己在聚会上谈论艾滋病治疗和疟疾疫苗的热情。

我对传染病这一主题的热情可以追溯到 25 年前，1997 年 1 月，当时我和梅琳达在《纽约时报》上读到尼古拉斯·克里斯托夫（Nicholas Kristof）写的一篇文章。[2] 文中提道：每年有 310 万人死于腹泻，而且几乎都是儿童（见图 0-1）。我们感到很震惊。每年 300 万儿童！怎么会有这么多孩子死于据我们所知只是导致不太舒服的疾病呢？

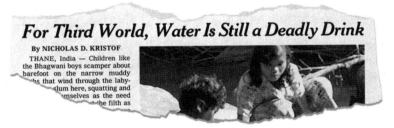

**图 0-1 在第三世界国家，水仍然是一种致命的饮品** [3]

我们据此了解到，治疗腹泻的方法非常简单，只需一种可以补充腹泻期间流失的营养的廉价液体，但这个方法并没有惠及数百万儿童。这似乎是一个我们可以帮助解决的问题，于是我们开始提供资助，以便更大规模地推广这种治疗方法，并率先支持研发预防腹泻的疫苗①。

我想知道更多，于是我联系了比尔·福奇（Bill Foege）博士，他是负责根除天花的流行病学家之一，也是美国疾病控制与预防中心（简称疾控中心）的前主任。比尔推荐给我许多关于天花、疟疾和贫穷国家公共卫生的参考图书和期刊文章，共计 81 本图书和报告。我以最快的速度一一阅读，并要来了更多资料，其中对我影响最大的却有一个平淡无奇的标题——《1993 年世界发展报告：投资于健康》[4]。我从此开始痴迷于传染病研究，特别是存在于中低收入国家的传染病。

当你开始研读传染病文献时，不久就会涉及疾病暴发、流行和大流行的话题（见图 0-2）。这些术语的定义没有你想象的那么严格。一个很好的经验规则是，暴发指疾病在局部范围发生，当暴发扩散至国家或地区的更广范围则称为流行，当疾病蔓延至全球，影响到多个大陆，则称为大流行。另外有些疾病不会自由传播，而是一直停留在特定的区域，这些被称为地方病。例如，疟疾是许多赤道附近国家或地区的地方病。如果新冠肺炎永远不会传播到其他区域，它就将被归类为地方病。

---

① 我将在第三章讲述其效果如何。

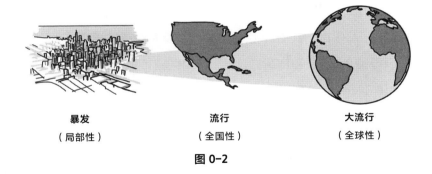

暴发　　　　　　　流行　　　　　　　大流行

（局部性）　　　　（全国性）　　　　（全球性）

图 0-2

发现一种新的病原体并不罕见。根据世界卫生组织（WHO）的数据，在过去 50 年里，科学家们发现了 1 500 多种病原体，大多数都是在动物身上出现，然后传染给人类。

有些并没有造成太多的伤亡，有些（如艾滋病）则是一场灾难。艾滋病病毒 / 艾滋病已造成 3 600 多万人死亡，目前有 3 700 多万人感染艾滋病病毒。由于患者接受抗病毒药物治疗后不会再传播这种疾病，每年的新增病例数量都在减少，但 2020 年仍有 150 万个新增病例。[5]

除了天花——人类唯一已经根除的疾病，古老的传染病仍然存在。即使是鼠疫，一种大多数人认为存在于中世纪的疾病，也仍然伴随着我们。它于 2017 年袭击了马达加斯加，造成 2 400 多人感染，200 多人死亡。[6] 世界卫生组织每年收到至少 40 起霍乱暴发的报告。1976—2018 年，埃博拉局部暴发 24 次、流行 1 次。如果算上小型疾病，每年可能有 200 多起传染病暴发。

艾滋病和其他后来被称为"沉默的流行病"的结核病、疟疾等，以及腹泻和孕产妇死亡，都是盖茨基金会全球卫生健康工作的重点（见图 0-3 和图 0-4）。2000 年，这些疾病总共导致超 1 500 万人死亡，其中许多是儿童，但投入在这些疾病上的资金却少得惊人。[7] 我和梅琳达认为，利用我们的资源和知识组建团队以促进创新，可在该领域发挥巨大的作用。

结核病、艾滋病病毒/艾滋病和疟疾的死亡人数（1990—2019年）
1.077亿

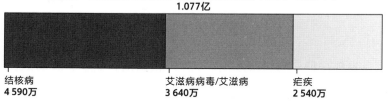

| 结核病 | 艾滋病病毒/艾滋病 | 疟疾 |
| 4 590万 | 3 640万 | 2 540万 |

**图 0-3　地方病杀手[8]**

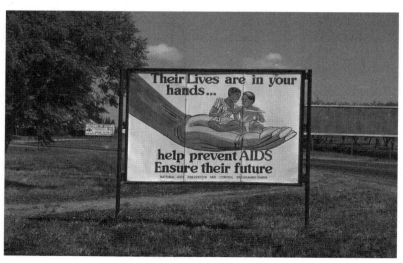

**图 0-4　赞比亚卢萨卡的一个认识和预防艾滋病的宣传牌[9]**

注：宣传语为"你们掌控着他们的未来……预防艾滋病，为了孩子们的未来"。

大众对盖茨基金会卫生健康工作有一个普遍的误解，事实上它并不专注于保护发达国家的人民免受疾病侵害，而是聚焦高收入国家和低收入国家之间的健康差距。现在，在开展这项工作的过程中，我们了解了很多可以影响发达国家的疾病知识，我们投入的一些资金将帮助治疗这些疾病，但它们不是我们拨款的重点。私营企业、发达国家的政府和其他慈善家已在这项工作中投入大量资源。

大流行，必然会影响到所有国家，自从我开始研究传染病，这一直是我的忧患所在。呼吸道病毒，包括流感病毒科和冠状病毒科，因为可以迅速传播，尤其危险。

大流行的概率只会增加。这在一定程度上是因为随着城市化的进程，人类正以越来越快的速度入侵自然栖息地，与动物的接触越来越频繁，这为疾病从动物身上传染给人类创造了更多的机会。同时，也受国际游客数量迅猛增长（至少在新冠肺炎放缓游客数量增长之前如此）的影响：2019 年，在新冠肺炎大流行前，全球每年的国际游客数量为 14 亿，而在 1950 年，这一数字仅为 2 500 万。[10] 最近的一次灾难性的大流行是 1918 年大流感，它夺去了大约 5 000 万人的生命（见图 0-5）。至今，人类能平安走过一个世纪，已是运气。

相对而言，在新冠肺炎大流行前，流感大流行的可能性是众所周知的；许多人至少听说过 1918 年大流感，他们可能还记得 2009—2010 年的猪流感大流行。但是一个世纪是很长的一段时间，经历过 1918 年大流感的几乎都不在世了，而猪流感大流行又并不是一个大问题，因为它并没有比普通流感更致命。我了解

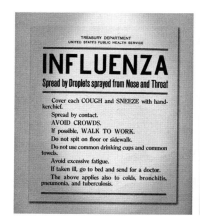
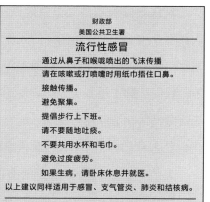

**图 0-5**[11]

注：美国政府在1918年大流感期间鼓励保持适当的卫生和社交距离。

这一切的时候是在 21 世纪初，那时大家对冠状病毒（导致最常见感冒的三种病毒之一）的讨论还不像对流感病毒那么多。

我了解得越多，就越意识到世界尚未准备好应对一场严重的呼吸道病毒流行病。我读了一份关于世界卫生组织应对 2009 年猪流感大流行的报告，该报告预言性地总结道："世界没有准备好应对严重的流感大流行或任何类似的全球性、持续性和威胁性的公共卫生紧急事件。"该报告列出了一份详细的准备计划，但几乎没有采取任何举措。

第二年，我的朋友内森·梅尔沃德（Nathan Myhrvold）告诉我他正在研究人类面临的最大威胁。尽管他最担心的是设计制造的生物武器——一种产生于实验室的疾病，但自然存在的病毒也居于名单靠前的位置。

我认识内森已经有几十年了：他创建了微软最尖端的研究部

门，并且是一个在烹饪、恐龙和天体物理学等领域都有研究的博学者。他不喜欢夸大风险。因此，当他认为世界各国政府基本上没有为任何类型的大流行（无论是自然的，还是故意制造的）做准备时，我们讨论了如何改变这一点。①

内森用了一个我尤为欣赏的类比。现在，你所处的楼宇（假设你不是在海滩上读本书）大概率已安装烟雾报警器，因此，这座大楼在今天被烧毁的概率非常低，事实上，它可能未来100年都不会被烧毁。当然，这栋建筑并不是唯一的，而在世界的某个地方，此时此刻，一座建筑可能正在熊熊燃烧。这就是持续提醒人们要安装烟雾报警器的原因：为了保护人们免受某种罕见但具有潜在破坏性的事物的伤害。

在大流行面前，世界就像一座安装了烟雾报警器的大楼，不是特别敏感，彼此之间也很难沟通。如果厨房着火了，在足够多的人知道并去扑灭它之前，它可能会蔓延到餐厅。此外，警报大约每100年才响一次，所以人们很容易忘记风险的存在。

我们很难理解疾病传播的速度，因为指数式增长不是大多数人在日常生活中都能遇到的事情。但是用数学算一下，如果第1天有100人感染了病毒，假设病例数每天翻一番，那么到第27天，地球的全部人口都会被感染。

2014年春，我接连收到来自基金会卫生健康工作团队的电

---

① 内森最终为《法律》（*Lawfare*）杂志撰写了一篇包含这些观点的文章——《战略恐怖主义：行动呼吁》（Strategic Terrorism：A Call to Action）。你可以在 https://papers.ssrn.com 上找到它。我不建议你睡前阅读——它会使人亢奋。

子邮件，关于一场疾病暴发的不祥之兆：几内亚东南部发现了几例埃博拉病毒感染病例。至同年 7 月，几内亚首都科纳克里，以及几内亚邻国利比里亚和塞拉利昂的主要城市都出现了埃博拉病例。[12] 最终，病毒传播到包括美国在内的其他七个国家，超过 1.1 万人死亡。

　　埃博拉病毒能引发一种可怕的疾病，它经常导致患者的口鼻出血，但是它的快速发作和不稳定的症状意味着它不会感染数千万人。只有接触感染者的体液才会感染埃博拉病毒，而当真正具有传染性的时候，感染者已经病得无法行动。最大的风险发生在照顾埃博拉患者的人身上，无论是在家里还是在医院，以及在葬礼上——有人会因为清洗埃博拉病人的遗体而染病死亡（见图 0-6）。

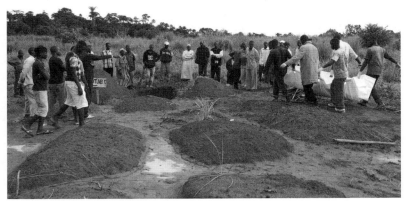

**图 0-6**[13]

注：在2014—2016年西非埃博拉疫情期间，由于与最近感染埃博拉的死者有过密切接触，许多人在葬礼聚集时感染了该病毒。

尽管埃博拉病毒没有造成大量美国人死亡，但它确实提醒了人们传染病可以传播很远的距离。在埃博拉暴发期间，这种可怕的疾病也侵入了英国和意大利——都是美国游客喜欢去的地方。但在美、英、意三国总共仅有 6 例病例和 1 例死亡病例，相比于西非的超 1.1 万感染病例，似乎无关痛痒。美国人开始关注流行病，至少在那时是这样的。

我想这可能是一个契机，凸显世界还没有准备好应对一种真正可能导致大流行的传染病。《如果你认为埃博拉病毒很恐怖，让我告诉你流感会带来的后果》，2014 年圣诞假期，我开始执笔一份警示录，关于埃博拉病毒显现的世界距离准备就绪的差距。

差距是巨大的。没有系统的方法可以通过社区监测疾病的发展情况。诊断检测，即使可用，也要几天后才能得到结果——如果有感染者需要隔离，这个时间过于漫长。曾有一个由勇敢的传染病学专家组成的志愿者网络去帮助被侵袭国家的政府，但没有一个庞大的全职带薪专家团队。即使有这样的团队，也没有计划将他们转移到他们需要去的地方（见图 0-7）。

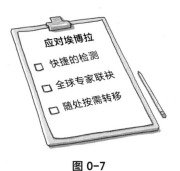

图 0-7

换句话说，问题不在于系统没有很好地运作，问题是几乎没有任何系统。

我仍然认为盖茨基金会将此作为其首要任务之一是没有意义的。毕竟，我们关注的领域是市场无法解决的大问题，我认为发达国家的政府如果认清了危险所在，在埃博拉病毒恐慌之后便会行动起来。2015 年，我在《新英格兰医学杂志》上发表了一篇论文，指出当时的世界是多么的毫无准备，并阐述了该如何做好准备。我把这个预警改编成一个 TED 演讲①，叫作"下一次流行？我们还没有准备好"。这段视频的结尾是一段动画，展示了 3 000 万人死于一场和 1918 年一样具有传染性的流感。我想敲响警钟，以确保世界已经做好准备。我指出，这将造成数万亿美元的经济损失和巨大的破坏。这场 TED 演讲的浏览量已达 4 300 万次，但其中 95% 的浏览出现在新冠肺炎大流行后。

盖茨基金会与德国、日本、挪威政府以及维康信托基金会合作，创建了流行病防范创新联盟（CEPI），以加速研制针对新型传染病的疫苗，并帮助最贫穷国家的国民接种这些疫苗。我还资助了西雅图当地的一项研究，以更多地了解流感和其他呼吸道疾病是如何在社区内传播的。

虽然流行病防范创新联盟和西雅图流感研究是很好的投资，在新冠肺炎来袭时起到了帮助作用，但成绩有限。110 多个国家

---

① TED 是美国一家私有非营利机构，该机构每年组织 TED 大会，邀请全球思想领袖和实干家分享他们的事业，涵盖科技（Technology）、娱乐（Entertainment）和设计（Design）三大领域。——编者注

分析了它们的防范措施，世界卫生组织概述了缩小差距的步骤，但没有人对这些措施和计划进行评估。我们需要改进，却并未付诸行动。

在我发表 TED 演讲和论文后的第六年，当新冠肺炎在世界各地传播时，记者和朋友们问我是否希望自己在 2015 年能做得更多。我不知道我怎么才能让更多人注意到对更优工具的需求，并快速扩展其规模。也许我应该在 2015 年写这本书，但我怀疑感兴趣的人寥寥无几。

2020 年 1 月初，在埃博拉恐慌之后，我们成立了致力于监测疫情的盖茨基金会团队，跟踪新型冠状病毒（SARS-CoV-2）的传播，我们现在知道，是这种病毒导致了新冠肺炎（COVID-19）。①

1 月 23 日，领导盖茨基金会全球卫生健康工作的特雷弗·蒙代尔（Trevor Mundel）给我和梅琳达发了一封电子邮件，概述了其团队的想法，并请求盖茨基金会为新冠肺炎相关工作提供第一轮资金。他写道："不幸的是，冠状病毒疫情持续蔓延，有可能成为一场严重的大流行（现在确定还为时过早，但必须立即采取行动）。"②

---

① 新型冠状病毒（SARS-CoV-2）是导致新冠肺炎（COVID-19）的病毒的名称。COVID 专业上是指由冠状病毒引起的所有疾病，COVID-19 是其中一种（因发现于 2019 年，而被命名为 19）。为了便于阅读，我将用新冠肺炎来指代导致疾病的病毒及疾病本身。

② 在前言中，我已多次提及盖茨基金会，在本书中，我将多次提到它。这并不是自吹自擂，确实是因为盖茨基金会的团队在开发新冠肺炎疫苗、治疗方法和诊断方法的大部分工作中都发挥了重要作用。讲述这个故事，我们很难不提到他们的工作。

长期以来，我和梅琳达有一个习惯的做法，用于对无法等到年度战略审查的紧急请求做出决定。谁先看到它，谁就把它发送给另一个人，基本上说"这个看起来不错，你想继续批准它吗"，然后另一个人发送电子邮件批准支出。作为联席主席，我们仍然以此做与盖茨基金会有关的重大决定，尽管我和梅琳达已经不再是夫妻，但仍然在一个董事会共事。

收到特雷弗的邮件 10 分钟后，我向梅琳达建议批准这一请求；她同意了，并回复特雷弗："我们今天批准 500 万美元，也意识到未来可能需要更多额外的资金。很感激团队能迅速着手这一问题，这非常令人担忧。"

正如我们所料，在 2 月中旬的晚宴和其他多次会议中，明确肯定需要额外的资金。盖茨基金会投入在各个方面用于抗击新冠肺炎的资金已超过 20 亿美元，包括减缓其传播、开发疫苗和治疗方法，以及帮助确保那些救助生命的装备惠及贫穷国家的人民。

自新冠肺炎大流行以来，我有机会与基金会内外无数的卫生健康专家一起工作并向他们学习。在此，我需要特别介绍其中一位。

2020 年 3 月，我与美国国立卫生研究院传染病研究所所长安东尼·福奇（Anthony Fauci）进行了第一次通话。何其荣幸，我们已经认识很多年（早在他登上流行文化杂志封面之前），我想听听他对这一切的看法，尤其是对正在开发的各种疫苗和治疗方法的潜力的看法。盖茨基金会正在支持其中的许多项目，我想确保我们开发和部署创新的计划与他的想法一致。此外，我想了解他在公开场合说了什么，比如保持社交距离和戴口罩，这样我在接受采访时就可以通过重申相同的观点来提供帮助。

我们的首次通话颇具成效，在这一年的时间里，我们每月都会通话，讨论不同的治疗方法和疫苗的进展，并就在美国完成的工作如何惠及世界其他地方制定战略。我们甚至一起做了几次采访，能坐在他身边是一种荣幸（当然是在线上）。

不过，发言的一个副作用是，它引发了更多对盖茨基金会工作的批评。这些批评我已经听了很多年，最令人深思的一条是这样的：比尔·盖茨只是一个未经选举的亿万富翁，他凭什么设定健康或其他问题的议程？这种批评的三个推论是：盖茨基金会的影响力太大、我确信私营企业是变革的动力，以及我是一个技术迷，认为新发明可解决所有的问题。

我确实从来没有当选过任何公共职位，并且不打算谋求这样的职位。我也认同，当富人拥有超过一定程度的影响力时，对社会不利。

但盖茨基金会并没有暗中使用其资源或影响力。我们公开资助的项目和结果，失败和成功的项目均是如此。我们也知道，一些批评我们的人没有站出来，因为他们不想冒失去我们资助的风险，这也是我们加倍努力咨询外界专家、寻求不同观点的原因之一。（出于此类原因，我们在 2022 年扩大了董事会。）我们旨在提高进入公共政策的项目的质量，并引导资金投向那些可能产生最大影响的项目。

批评者也是正确的，盖茨基金会已成为一些主要由政府负责的大型倡议和机构的重要资助者，例如抗击脊髓灰质炎和支持世界卫生组织等机构。但这主要是因为这些领域有很大的需求，政府又没能提供足够的资金和支持，正如新冠肺炎大流行所表明的那样，它们显然有利于整个社会。如果未来几年盖茨基金会的资金在全球支出中所占的比例越来越小，没有人会比我更高兴，因为正如本书所述，这些是对一个更健康、更富有成效的世界的投资。

与此相关的一点是，批评者指出，像我这样的少数人在新冠肺炎大流行期间变得更富有，而那么多人却遭受了痛苦，这是不公平的。他们是绝对正确的，我的财富使我在很大程度上免受新冠病毒的影响——我不知道生活被这场大流行摧毁是什么感觉。我所能做的就是信守我多年前的承诺，将我的绝大部分资源归还给社会，让世界变得更公平。

是的，我是个技术迷。创新是我的锤子，我试着用它敲击每颗我看到的钉子。作为一家成功的科技公司创始人，我确信私营企业能够推动创新。但创新并不仅仅是一台新机器或一种疫苗，尽管这些都很重要。它可以是一种不同的方式、一项新的政策，或一个为公益事业筹措资金的锦囊妙计。在本书中，你会读到这些创新，因为伟大的新产品只有掌握在最需要它们的人手中才能发挥最大的作用。在卫生健康领域，这往往需要与政府合作，即使在最贫穷的国家，政府通常也会设置公共服务机构。这就是为什么我会支持加强公共卫生系统的项目，因为运作良好的公共卫生系统可以成为抵御新疾病的第一道防线。

很遗憾，并不是每一项对我的批评都有道理。在新冠肺炎大流行期间，我一直惊叹于我是如何成为疯狂阴谋论的目标。这并不陌生——针对微软的古怪想法已经流传了几十年，但现在的攻击更加猛烈。我一直不知道是否应该理会它们。如果我无视它们，它们就会继续传播。但是，如果我声明"在任何疫苗中都没有行动跟踪器。我对追踪你的一举一动不感兴趣，我真的不关心你要去哪里"，这是否真的能说服那些相信阴谋论的人？我已经决定，最好的办法是继续开展这项工作，并相信真相将战胜谣言。

多年前，著名流行病学家拉里·布里连特博士曾创造金句："疫情暴发无法避免，大流行却可以防范。"疾病总是在人类之间传播，但它们不一定会成为全球性灾难。本书讲述了政府、科学家、企业和个人如何建立一个系统，以遏制不可避免的疾病暴发，使其不会成为大流行。

显然，此刻比以往任何时候都更有动力付诸行动。任何经历过新冠肺炎大流行的人都不会忘记它。正如第二次世界大战改变了我父母那一代人看待世界的方式，新冠肺炎也改变了我们看待世界的方式。

但是我们不必生活在对另一次大流行的恐慌中。世界可以为每个人提供基本护理，并准备好应对和遏制任何新出现的疾病。

在现实中会是什么样子呢？请想象一下：

- 科学研究使我们能够了解所有的呼吸道病原体，并为我们研发诊断方法、抗病毒药物和疫苗等工具做好准备，其数量和速度远超今天的水平。

- 通用疫苗可以保护每个人免受最可能导致大流行的呼吸道病原体的影响（如冠状病毒和流感病毒）。

- 当地公共卫生机构可迅速识别可能的危险性疾病，即使在世界最贫穷的国家，这些机构也能做到有效监测。

- 任何异常事件都将与相关实验室共享，以便进行研究，并将信息上传到一个由专业团队监控的全球数据库。

- 发现威胁后，政府会发出警报，并就旅行、保持社交距离和应急计划向公众提出建议。

- 政府开始启用已制定完善的条款，例如强制隔离、使用可以抵御几乎任何病毒的抗病毒药物，以及可以在任何诊所、工作场所或家庭进行的检测。

- 如果不足以起效，全球研发人员会立即着手开发针对该病原体的检测、治疗方法和疫苗。诊断方法的开发更为迅速，因此可以在短时间内对大量人口进行检测。

- 新药和疫苗很快得到批准，因为我们已经提前就如何快速进行试验和提交结果达成一致。一旦获批生产，生产工作就会立即启动，因为工厂已经准备就绪并获得批准。

- 没有人掉队，因为我们已经找到快速量产疫苗的方法。

- 所有物资都会被及时送到有需求的地方，因为我们已经建立将产品直接送到患者手中的体系。明确通报有关情况，避免恐慌。

· 应急反应迅速。从第一次警报到生产出足够安全、有效
  的①疫苗来保护地球上的人口，只需要6个月。

对本书的一些读者来说，上述设想听起来可能有些好高骛
远。这当然是一个宏伟的目标，可喜的是我们已经在朝着这个方
向前进。2021年，白宫宣布了一项计划：如果拨付资源，下一
次流行的疫苗将在100天内研发。[14]实际上，交付时间已经在缩
短：从对新冠病毒进行基因组分析到对第一批疫苗进行检测并准
备投入使用，仅用了12个月，而这一过程通常至少需要5年时
间。在新冠肺炎大流行期间所取得的技术进步将在未来加速这一
进程。如果我们（政府、资助者、私营企业）做出正确的选择和
投资，我们就能做到这一点。事实上，我看到了一个机会，它不
仅可以防止坏事发生，而且可以实现一些奇迹：根除整个呼吸道
病毒家族。这将意味着像新冠病毒这样的冠状病毒的终结，甚至
是流感病毒的终结。每年，仅流感就会导致约10亿人患病，其中
包括300万~500万名重症患者住院，并造成至少30万人死亡。[15]
再加上冠状病毒的影响，其中一些会导致普通感冒，根除此类病
毒的好处将是惊人的。

本书的每一章阐释一个我们需要采取的行动，以做好准备。

––––––––––––––

① 在医学领域，"疗效"（effectiveness）和"效力"（efficacy）含义不同，效力是衡
  量一种疫苗在临床试验中的效果，疗效是衡量它在日常医疗实践中的表现。为了简单
  起见，我将使用"有效性"来表示这两者。

它们共同构成了一项计划，旨在消除大流行对人类的威胁，并降低人类不得不经历另一场冠状病毒所引发的大流行的可能。

在我们深入讨论之前，还有最后一个想法，新冠肺炎是一种快速发展的疾病。在我写这本书的时候，已经出现了几种新冠病毒变异株，最近的是奥密克戎，还有一些已经消失。一些在前期研究中看起来非常有潜力的治疗方法，结果证明不如一些人（包括我）所期望的那样起效。还有一些关于疫苗的问题，包括它们能提供多长时间的保护，这些问题只能随着时间的推移得到解答。

在本书中，我已经尽力写出出版时的真实情况，但我明白，在未来几个月和几年中，一些情况将不可避免地发生变化。无论如何，我提出的大流行预防计划的要点都同样重要。无论新冠肺炎疫情如何发展，世界仍有许多工作要做，才有希望阻止疾病暴发演变为全球性的灾难。

第一章

# 从新冠肺炎大流行中
# 学习

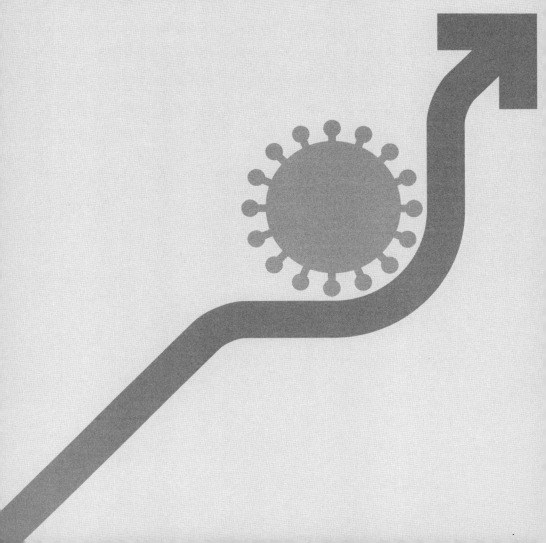

人们总是重蹈覆辙，但也有例外。为什么没有发生第三次世界大战？一定程度上是因为，1945 年世界各国领导人审视历史，认为有更好的方法来解决他们的分歧。

这是我着眼新冠肺炎这一课的初衷。我们可以从中吸取教训，并决心在更大程度上保护我们自己免受致命疾病的伤害。事实上，当务之急是在新冠肺炎成为明日黄花、紧迫感消退、全球的注意力转移到其他事情上之前，立即制订计划并为其提供资助。[①]

许多报告记录了全球应对新冠肺炎的正确做法和错误做法，我从中学到了很多。我还从我在全球卫生领域的工作中（包括根除脊髓灰质炎等项目），以及日复一日地与基金会、政府、学术

①  在本书中，我以多种含义使用"我们"一词。有时我指的是我个人参与的工作（或盖茨基金会），有时为了简单起见，我还用"我们"一词泛指全球卫生部门，或指整个世界。我将尽力在上下文中阐明我的意思。

界和私营企业的专家一起追踪大流行的过程中，总结了一些重要的经验教训。一个主要任务是观察那些比其他国家做得更好的国家。

## 未雨绸缪，大有裨益

我最喜欢的网站是一个追踪世界各地疾病和健康问题的数据库，我知道这听起来有些不可思议。该网站名为"全球疾病负担"①，它所包含的信息详细程度令人吃惊（2019年的版本追踪了204个国家和地区的286种死亡原因和369种疾病和伤害）。如果你对人类的寿命有多长、什么使他们生病以及这些东西如何随时间变化感兴趣，这个网站可以提供最全面的信息。我每次都能花几个小时看这些数据。

该网站由位于我家乡西雅图的华盛顿大学的健康测量与评价研究所（IHME）发布。从它的名字，你可能已经猜到，健康测量与评价研究所专注于衡量世界各地的健康状况。它还利用计算机建模，试图建立因果关系：哪些因素可以解释为什么某些国家病例会增多或减少，预测结果又是怎样的。

自2020年年初以来，我不断向健康测量与评价研究所的团队提出有关新冠肺炎的问题，我希望找出那些成功应对新冠肺炎的国家有什么共同点，以及它们采取了什么正确的举措。一旦我

① https://vizhub.healthdata.org/gbd-compare/

们确定了这些问题的答案，我们就会了解最佳范例，并能够鼓励其他国家效仿。

那么，我们要做的第一件事就是定义成功，但这并不像想象中的那么简单。你不能只看某个国家新冠肺炎患者的病死率。现实中，老年人死于新冠肺炎的可能性更大，这会影响病死率，所以人口老龄化严重的国家的情况看起来更糟糕几乎不可避免。（有一个国家做得非常好，那就是日本，尽管它面临全球最严重的老龄化问题。在所有国家中，日本民众对戴口罩规定的遵守程度最高，这有助于解释它的部分成功，但其他因素可能也在发挥作用。）

在衡量成功与否时，你真正需要的是一个能够反映疾病总体影响的数字。医院因救治新冠肺炎患者而超负荷运转，错过突发心脏病的患者的最佳急救时间，这类死者应该和死于新冠肺炎的人一样被计算在内。

有一种方法正是这样统计的，它被称为超额死亡，涵盖因疾病的连锁反应而死亡的人，以及直接死于新冠肺炎的人（见图 1-1）。（这是按人口计算的超额死亡人数，以便考虑到一个国家的人口规模。）超额死亡人数越少，说明应对得越好。事实上，一些国家的超额死亡人数是负数，这是因为它们死于新冠肺炎的人数相对较少，交通事故和其他致命事故也因民众遵守"居家令"而减少。

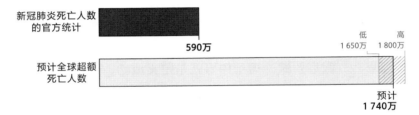

**图 1-1　新冠肺炎的真正损失** [1]

注："超额死亡"衡量新冠肺炎的影响，包括间接死于大流行的人。新冠肺炎死亡人数统计截至2021年12月，预计全球超额死亡人数在1 650万~1 800万之间。

截至 2021 年年底，美国的超额死亡率超过每百万人 3 200 人，与巴西和伊朗的情况大致相同。相比之下，加拿大的超额死亡率约为每百万人 650 人，而俄罗斯的超额死亡率则远远超过每百万人 7 000 人。[2]

许多超额死亡人数少（接近零或负值）的国家——澳大利亚、越南、新西兰和韩国——在新冠肺炎大流行早期做好了三件事。它们迅速对大部分人口进行了检测，隔离了检测结果呈阳性的人或其接触者，并开展了一项计划，以发现、追踪和管控可能跨越国境的病例（见图 1-2）。

遗憾的是，早期的成功很难维持。在越南，接种新冠肺炎疫苗的人相对较少：一方面是因为疫苗供应有限，另一方面归因于当该国在控制病毒方面做得如此出色时，接种疫苗似乎并不那么紧迫。因此，当传染性更强的德尔塔变异株出现时，越南只有相对较少的人有免疫力，这个国家受到了重创。越南的超额死亡率从 2021 年 7 月的每百万人略高于 500 人上升到 12 月的每百万人近 1 500 人 [3]（尽管比率升高，越南的情况仍然好于美国）。总的

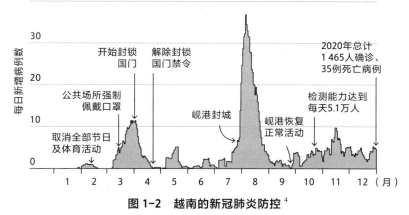

**图1-2 越南的新冠肺炎防控** [4]

注：政府官员在新冠肺炎大流行的第一年实施了防控措施。在一个拥有9 700万人口的国家，只有35例死亡病例，这是一项重大的成就。

来说，及早采取措施，情况会更好。

此外，健康测量与评价研究所的数据表明，一个国家抗击新冠肺炎的成败与其民众对政府的信任程度大致相关。[5]这很容易理解，因为如果你对政府有信心，你就更有可能遵循其防控新冠肺炎的指导方针。然而，对政府的信任是通过民意调查来衡量的，如果你生活在一个特别专制的政权下，你可能不会轻易地将自己对政府的真实看法告诉民意调查员。无论如何，这一发现并不容易转化为可以迅速采纳实施的实用建议。在民众和政府之间建立信任需要多年艰苦不懈地工作。

换个角度看问题，同样可以鉴别有效的方法：找到某些方面的范例，并研究他们是如何做的，这样其他人可以效仿。一个名为"全球卫生典范"的组织正在做这件事，他们建立了一些有趣的联系。

例如，在其他条件相同的情况下，卫生系统总体运作良好的国家更有可能对新冠肺炎做出积极的反应。如果你有一个强大的公共卫生网络，配备训练有素的工作人员，得到社区居民的信任，有求必应，等等，你就能更好地抗击一种新疾病。这表明，任何大流行预防计划都需要涵盖帮助中低收入国家改善其卫生系统等内容。我们将在第八章及第九章中再次讨论这一问题。

另一个例子是：数据表明，跨境运输有很大的可能造成病毒跨国传播。哪些国家在这方面管理得当呢？在新冠肺炎大流行初期，乌干达要求对所有进入该国的卡车司机进行核酸检测，东非地区随后也采取了同样的措施。但是，由于检测过程缓慢，而且检测工具短缺，这项政策在边境造成了长达4天的大堵车——传播率也因卡车司机聚集在一起等待而上升（见图1-3）。

乌干达和它的邻国做了几件事来打破这一僵局，包括派遣移动检测实验室到边境口岸，创建一个电子系统来跟踪和分享检测结果，并要求卡车司机在他们出发的国家而不是在边境接受检测。很快，交通恢复正常，病例数量得到控制。[6]

要点：新冠肺炎大流行早期，如果你能够检测本国大部分人口，隔离阳性病例和他们的接触者，并应对来自国外的潜在病例，你将很有可能将病例数控制在可控范围内。如果你不迅速采取这些措施，那么只能靠极端的措施防止大规模的感染和死亡。

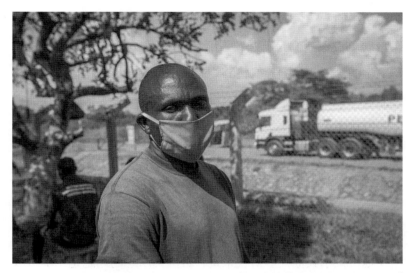

图1-3 卡车司机那利库·姆萨在乌干达和南苏丹边境等待他的核酸检测结果[7]

## 一些国家向我们展示了不该做的事情

我不喜欢纠结于失败，但有些失败太过惨重，不容忽视。尽管有一些正面的例子，但大多数国家在应对新冠肺炎时至少有一些方面处理不力。我在这里指出美国，因为我很了解它的情况，并且它本可以做得更好，但它绝不是唯一一个犯了很多错误的国家。

白宫在2020年做出的反应是失败的。总统和他的高级助手低估了大流行，并向公众提出了荒谬的建议。令人难以置信的是，联邦机构拒绝共享数据。

美国疾控中心主任是受政治压力任命的政治人物，并且疾控中心给出的一些公共指导显然受到了政治影响，这一点当然也没有帮助。更糟糕的是，2020 年疾控中心的负责人没有接受过流行病学的培训。美国疾控中心的前主任们至今仍因他们出色的工作而被人们铭记，如比尔·福奇和汤姆·弗里登，他们是在疾控中心度过了大部分或全部职业生涯的专家。想象一下，一个从未经历过作战模拟的将军突然要指挥一场战争。

然而，最严重的失败之一是美国从来没有正确地进行检测：检测的人数远远不够，反馈结果的时间很长。如果你携带了病毒，但在接下来的 7 天内毫不知情，意味着你已经有一周的时间潜在地传染了其他人。对我来说，最匪夷所思的问题是：美国政府从来没有最大限度地提高检测能力，也没有确立一个集中的方法来确定那些应该优先得到快速检测结果的人，并记录所有的检测结果，而这一切原本很容易实现。即使新冠肺炎大流行已经两年，随着奥密克戎变异株的迅速蔓延，许多人甚至在出现症状后仍无法接受检测。

在 2020 年的最初几个月，任何担心感染新冠病毒的美国人本应该能够访问官方网站，获得一些关于症状和风险因素（如年龄和地域）的解答，并确认他们可以在哪里进行检测。或者，如果检测供应有限，网站可能会判定他们的情况不够紧急，并通知他们何时可以进行检测。

该网站不仅应该确保检测试剂盒得到最有效的使用——用于最有可能检测出阳性的人，而且应为政府提供更多的信息——告知政府在该国某些地区很少有人有意愿接受检测，有了这些数据，政府可以将更多的资源用于在这些地区宣传和扩大检测。如果人们的检测结果呈阳性或处于高风险状态，该网站还可以为他们提供参与临床试验的即时资格，而且后期还有助于确保疫苗被送给可能患重症或死亡风险最高的群体。在非大流行时期，该网站应该用来防治其他传染病。

任何一家有实力的软件公司都可以在短时间内建立起这样的网站①，但是各州和各城市任由自己的设备运行，整个过程非常混乱，就像"西部荒野"。我记得有一次与白宫和疾控中心的工作人员进行了特别激烈的通话，我对他们拒绝采取这一基本步骤的做法批评得相当不客气。时至今日，我仍不明白他们为什么不让世界上最具创新精神的国家使用现代通信技术来对抗一种致命的疾病。

## 面对世界本应更好地准备的事情，人们做了英勇的工作

每当发生灾难时，儿童电视节目主持人弗雷德·罗杰斯就会说："寻找施助者，你总能找到帮助你的人。"在新冠肺炎大流行期间，几乎不需要寻找就能发现施助者，他们无处不在。我有幸遇到了他们中的一些人，并了解了更多。

在 2020 年的 5 个月里，希尔帕希里·A.S. 作为印度班加罗尔的一名核酸检测人员，每天都要穿戴好防护服、护目镜、乳胶

① 微软会免费做这件事，我相信其他很多公司也会这么做。

手套和口罩。然后，她会走进一个有两个洞的小隔间，持续数小时为排着长队的病人进行鼻拭子检测（见图1-4）。在这5个月里，她为了保护家人，没有和他们见面，只是通过视频电话联系。[8]

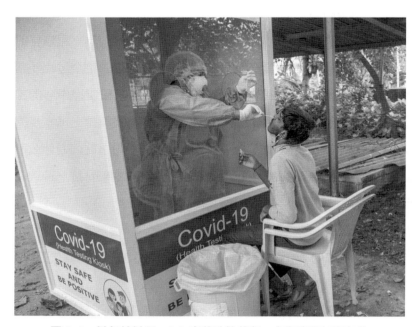

**图1-4　希尔帕希里·A.S.穿戴防护装备，在印度班加罗尔的一个岗亭采集样本[9]**

塔邦·塞莱克是南非索韦托的2 000名志愿者之一，参与了一项牛津大学开发的新冠肺炎疫苗有效性的研究。他的国家面临着巨大的风险：截至2020年9月，有60多万例确诊病例，有13 000多例死亡病例。塔邦从一个朋友那里听说了这项试验，并挺身而出，为在非洲和其他地区终结新冠肺炎出力。

西坎德·比曾久从卡拉奇回到了他的家乡俾路支省。俾路支省是巴基斯坦西南部一个干旱多山的地区，那里 70% 的人口生活在贫困中。他成立了一个名为"俾路支省青年抗新冠"的组织，该组织培训了 150 多名年轻人，以帮助当地民众。他们用当地语言举办抗新冠肺炎宣传活动，还建立了阅览室，并捐赠了数十万册图书。他们已经为 7 000 个家庭提供了医疗设备，为 18 000 个家庭提供了食品。

艾瑟尔·布兰奇是纳瓦霍族保留地的一员，也是该地的前总检察长，她离开她的律师事务所，帮助组建了纳瓦霍和霍皮家庭新冠肺炎救济基金，该组织向整个纳瓦霍和霍皮民族有需要的人提供水、食物和其他必需品。她和她的同事们已经筹集了数百万美元（其中一些是通过 2020 年众筹平台 GoFundMe 的五大活动之一），并组织了数百名青年志愿者，帮助了两个民族的数万个家庭。

在这场危机中，为帮助他人而牺牲自己的故事可以写满一整本书。在世界各地，医务人员冒着生命危险为患者治病：世界卫生组织的数据显示，截至 2021 年 5 月，已有超过 11.5 万人在照顾新冠肺炎患者时丧生。[10] 急救员和一线工作人员不断挺身而出，恪尽职守。邻里间互帮互助，并为居家隔离的人购买生活用品。人们遵守戴口罩的规定，尽可能地待在家里。科学家们夜以继日地工作，绞尽脑汁来阻止病毒传播，拯救生命。政治家们根据数据和证据做出决策，尽管这些决策并不总是尽如人意。

当然，不是每个人都做了正确的事。一些人拒绝佩戴口罩或接种疫苗。一些政客否认了疾病的严重性，停止了限制其传播的尝试，甚至暗示疫苗中有邪恶的东西。我们不可能忽视他们的选择对数百万人的影响，没有什么比这更能证明那些政治的陈词滥调了：选举有后果，领导很重要。

## 预测变异、激增和突破病例

除非你从事传染病研究方面的工作，否则在新冠肺炎大流行之前你可能从未听说过变异株。这个词可能看起来很新奇，甚至有些可怕，但是变异株并没有什么特别不寻常的地方。流感可以在短时间内突变成新的变异株，这就是为什么每年流感疫苗都要被评估并时常更新。关切变异株是传染性更强或能逃避人体免疫系统的变异株。

在新冠肺炎大流行的早期，科学界普遍认为，尽管它会有一些变异，但并不会引发大问题。到 2021 年年初，科学家们知道变异株正在出现，但它们似乎以类似进化的方式改变，这使得一些科学家希望世界已经看到这种病毒可能发生的最严重的突变。但德尔塔变异株否定了这一点：它的基因组已经进化，使其更具传染性。德尔塔有如飞来横祸，它使每个人都相信可能出现更多的变异株。在我完成本书时，全球正陷入奥密克戎变异株席卷而来的浪潮，这是迄今为止传播最快的变异株，事实上也是我们所见过的传播最快的病毒。

病毒变异株总是可能出现的。在未来的疫情暴发中，科学家们将密切监测变异，以确保无论出现什么新疗法，都仍能对病毒起作用。但是，因为每次病毒从一个人传播到另一个人都是它变异的机会，最重要的还是要继续做一些绝对能阻碍传播的工作：遵循专家关于戴口罩、保持社交距离和接种疫苗的建议，并确保低收入国家获得疫苗和其他抗击病原体所需的工具。

正如变异在意料之中，所谓的突破病例也不令人感到意外，即接种疫苗的人最终还是会被感染。在疫苗或药物能够完全阻断感染之前，一些接种过疫苗的人仍然会被感染。随着特定人群中接种疫苗的人越来越多，病例总数将会下降，而出现的病例中突破病例占比将越来越大。

这里有一个思考问题的方法。想象一下，新冠肺炎开始在一个疫苗接种率相当低的小镇上传播，1 000 个人病重，住进了医院。在这 1 000 个重症患者中，有 10 例突破病例。

然后，病毒传播到邻近的小镇，那里的疫苗接种率很高，因此只出现了 100 个重症患者，其中 8 例是突破病例。

在第一个小镇，1 000 例重症病例中含有 10 例突破病例，即 1%；在第二个小镇，突破病例在 100 例重症病例中有 8 例，占总数的 8%（见图 1–5），这一数据对第二个小镇来说不容乐观，对吧？

但是记住，重要的不是突破病例的占比，而是重症病例的总数。这个数字从第一个小镇的 1 000 人变成了第二个小镇的 100 人，无论如何，这都是进步。如果你身在其中，那么目前在第二个小镇更安全，因为那里很多人接种了疫苗。

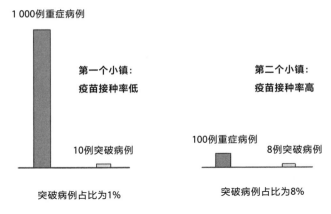

**图1-5 哪个小镇更安全**

不出所料，变异株和突破病例带来的是病例数量激增的浪潮。我们从以往的大流行中了解到，世界各地面对这一浪潮都措手不及。2021年年中，印度遭遇了规模巨大的德尔塔浪潮，我同许多人一样对此感到震惊。这在一定程度上归咎于该国稚拙地认为已在2020年前期控制住了病毒，可以松口气了。另一种解释具有可悲的讽刺意味：早期病毒防控方面做得最好的国家往往会在随后的疫情中受到影响，因为它们的防控举措避免了人们患病，没有形成天然免疫力。防控的目的是推迟大规模的感染，避免医院超负荷运转，并为人们受疫苗保护争取时间。但是，如果一个极易传播的变异株在人们广泛接种疫苗前出现，那么大的感染浪潮几乎无法避免。印度确实很快吸取了这些教训，并在2021年后期成功推进了新冠肺炎疫苗接种。

## 科学的奥秘千变万化，捉摸不定

美国政府在新冠肺炎大流行期间对佩戴口罩的不同声明（部分）：

- 2020 年 2 月 29 日：美国医疗总监在推特上指出，人们应该"停止购买口罩"，因为口罩"不能预防"新冠肺炎（事实证明并非如此），并且大众购买会使医务工作者的口罩紧缺（尽管制造更多的口罩并非难事，但这在当时确实存在困难）。

- 2020 年 3 月 20 日：疾控中心重申，不从事医疗工作或不照顾新冠肺炎患者的健康人群不需要戴口罩。

- 2020 年 4 月 3 日：两周后，疾控中心建议，所有两岁以上的公民在公共场所、旅行途中或与可能已感染新冠病毒的家庭成员接触时都应佩戴口罩。

- 2020 年 9 月 15 日：疾控中心建议，在可行的情况下，所有在校的教师和学生都要佩戴口罩。

- 2021 年 1 月 20 日：拜登总统签署了一项行政命令，要求联邦机构雇员及所有出现在联邦政府大楼和所属区域的人员必须佩戴口罩并保持社交距离。第二天，他签署了一项命令，要求在旅行途中佩戴口罩。9 天后，疾控中心发布了一项命令，规定在联邦政府规定的场所拒绝戴口罩是违反联邦法律的。

- 2021 年 3 月 8 日：疾控中心发布新的指导意见，完成疫苗接种者在室内会面时不需要戴口罩。
- 2021 年 4 月 27 日：疾控中心宣布，人们在户外行走、骑行、独自跑步或与家人一起跑步时，无论是否已接种疫苗，都不需要戴口罩；完全接种疫苗的人在户外根本不需要戴口罩，音乐会等大型聚会除外。
- 2021 年 5 月 13 日：疾控中心宣布，完成疫苗接种者不再需要戴口罩或在室内保持社交距离。华盛顿州和加利福尼亚州等州仍需在 6 月的部分或全部时间内继续执行戴口罩的规定。
- 2021 年 7 月 27 日：疾控中心建议，在部分病例数量激增的地区，完成疫苗接种者继续在室内佩戴口罩。此外还建议，无论是否已接种疫苗，所有教职人员、学生和学校访客都应在室内戴口罩。

你可能会因为听从指令而扭伤脖子。

这是否意味着疾控中心的工作人员不称职？我不会为疾控中心做出的每个决定辩护。当时许多专家认为疾控中心在 2021 年 5 月宣布接种疫苗后不需要戴口罩是个错误，我也这样认为。但是在突发公共卫生事件中，决定是由不完美的人在不断变化的环境中利用不完整的数据做出的。我们应该事先对呼吸道病毒的传播进行更多的研究，而不是在大流行期间被迫学习。正如大卫·森瑟的故事所讲，在疾病暴发期间的不实期待实际上是一种反常的动态。[①][11]

1924 年出生在密歇根州的森瑟在大学毕业后加入了美国海军。在与结核病斗争了一年之后，他最终加入了美国公共卫生署，决心拯救饱受结核病折磨的人们，因为这种疾病曾使他长期受到排挤。

森瑟很早就在努力推行疫苗普及政策。在调到疾控中心工作后，他帮助起草了立法，在美国建立了首个疫苗接种计划，并极大地扩大了接种脊髓灰质炎疫苗儿童的范围。1966 年，他成为疾控中心的主任，并将其工作扩展到疟疾防控、计划生育、预防吸烟，甚至从太空返回后的宇航员隔离工作。森瑟擅长组织工作，这一技能使他在成功消除天花的努力中不可或缺。

1976 年 1 月，一名在新泽西迪克斯堡服役的士兵在带病行军 5 英里[②]后死于猪流感，另有 13 人因这种疾病住院治疗。医生发现，这些人都携带与 1918 年大流感相似的病毒株。

疫情没有蔓延到迪克斯堡以外。但是在 1976 年 2 月，由于担心 1918 年大流感再现——这意味着全世界有数千万人死亡，森瑟呼吁针对这种特殊的猪流感进行大规模的免疫接种。包括杰出专家、共同研发了开创性的脊髓灰质炎疫苗的乔纳斯·索尔克和阿尔伯特·沙宾在内的总统小组支持这一提议。杰拉尔德·福特总统在电视上宣布他支持大规模的免疫接种运动，该运动很快得以启动。

---

① 迈克尔·刘易斯在其新作《预感》(*The Premonition*) 一书中很好地讲述了森瑟的故事。

② 1 英里 ≈1 609 米。——编者注

到 12 月中旬，麻烦的迹象开始显现。10 个州报告了接种疫苗的人患吉兰·巴雷综合征的病例，这是一种导致神经损伤和肌肉乏力的自身免疫性疾病。12 月晚些时候，疫苗接种计划被暂停，并且再也没有恢复。此后不久，森瑟被告知他的疾控中心主任一职将被他人取代。

总体来看，在 4 500 万疫苗受种者中，有 362 人患上吉兰·巴雷综合征——这一比例大约是一般人群的 4 倍。一项研究得出结论：即使疫苗确实在极少数情况下导致了受种者患吉兰·巴雷综合征，它的好处也远远超过风险。[12] 但总要有人承担责任，森瑟就成为此事的替罪羊。

森瑟于 2011 年去世，他在公共卫生领域仍然享有很高的声誉。人们的共识是，推动大规模免疫接种是值得的：如果他对一次大流行的预测是正确的，那么不作为的代价将是巨大的。但批评者更多地关注罕见的自身免疫性疾病的风险，相比于数千万人面临死亡的可能性，这一风险却是真实存在的。

在公共卫生领域，你必须谨慎发表这样的言论："尽快采取行动，但如果你判断有误将面临被解雇。"当然，如果某人做出了一个非常糟糕的决定，解雇他可能是正确的。但是，官员们需要有做出艰难决定的余地，因为总是会有不实的预警，而将它们与真实情况区分开并非易事。

如果森瑟袖手旁观，而他担心的事情成为现实呢？数千万人可能会死于一种起源于美国的病毒，美国本来有机会阻止它，却选择了置之不理。像森瑟这样的人如若秉诚行事，就不应该因可能做出了错误的判断而受到攻击，因为我们总是习惯于事后诸葛亮。这就产生了一种反常的激励，使他们过于谨慎——通过隐瞒来保住自己的饭碗。而当涉及公共卫生时，缄口不言会导致灾难。

## 投资于创新是值得的

我们常以为发明几乎是在一夜之间创造的。在 1 月，假如 mRNA（信使 RNA，信使核糖核酸）在街上向你走来，你却对它一无所知，而到了 7 月，你已经阅读了所有关于它的资料，并接种了用它制成的疫苗，你可能以为它从设想到实现应用只用了 6 个月时间。但创新不是一蹴而就的，科学家需要多年的耐心和坚持不懈的努力——他们失败的次数远多于成功的次数，还需要资金、灵活的政策和企业家的视角，才能把一个想法从实验室推向市场。

想象一下，如果美国政府和其他国家没有在多年前投资研究使用 mRNA（我将在第六章解释）或另一种被称为病毒载体的方法的疫苗，新冠肺炎大流行的形势会变得何等严峻。仅在 2021 年，他们就向全世界提供了大约 60 亿剂疫苗。[13] 没有他们，我们的情况会更糟。

新冠肺炎大流行还提供了几十个具体的例子，包括创新思想、科学见解、新的诊断工具、治疗方法、政策，甚至是如何在世界各地投入资金做这些事情的方式。研究人员已经了解了很多关于病毒如何在人与人之间传播的知识。由于流感病毒的传播在新冠肺炎大流行的第一年基本上就停止了，研究人员现在知道有可能阻止流感病毒传播，这是未来预防流感和其他疾病暴发的福音。

新冠肺炎大流行还凸显了关于创新的一个不可回避的事实：世界上将研究转化为商业产品的顶尖人才大多在私营企业。不是每个人都喜欢这种制度，但这世上，金钱利益往往是迅速催生新产品的强大力量。政府的角色是投资可产生重大创新的基础研究，采取让新想法蓬勃发展的政策，并创造市场和奖励机制（美国通过"曲速行动"加快了疫苗研发工作）。当市场失灵时，当人们无法负担必不可少的救生工具时，政府、非营利组织和基金会就应该介入来填补这一空白，通常需要找到恰当的方式与私营企业合作。

## 下次可以做得更好——如果我们开始对防控大流行进行严密部署、积极筹备

全球对新冠肺炎的反应比对历史上其他疾病都更快、更有效。但正如教育工作者、医师汉斯·罗斯林生前所说："万事都有其优点和缺点，瑕瑜互见。"[14] 例如，在"优点"一栏中，我会填入"全球在创纪录的时间内开发出安全、有效的疫苗"这一事实；在"缺点"一栏中，我会写上"贫穷国家的人们获得的疫苗寥寥可数"。我将在第八章再次讨论这一问题。

到目前为止，"缺点"一栏的另一个条目是"全球未能精心准备并努力预防大流行"。

政府应对民众的安全负责。对于造成破坏和死亡的常见事件——火灾、自然灾害和战争，政府有一个应对体系：他们有了解风险、拥有所需资源和设备的专家，并曾练习如何应对紧急情况；军队进行大规模演习，以确保他们为行动做好准备；机场进行演练，测试他们是否为紧急情况做好了准备；市政府、州政府和联邦政府练习应对自然灾害；小学生也会参加消防演习，如果他们生活在美国，还会参加射击演习。

然而，如何应对大流行实际上不属于演练覆盖的范畴。尽管几十年来人们一直在对可能杀死数百万人的新型疾病发出警报（在我 2015 年的演讲前后出现了一系列预警，但世界并没有做出反应）。人类尽管竭力应对来自火灾、风暴和其他人类的攻击，却没有认真地准备应对来自最微小的敌人的进攻。

在第二章中，我将指出，我们需要的是一个全球性的团队，他们的工作是：迁思回虑可能导致大量人类死亡的疾病——如何及早发现、如何应对以及如何衡量我们是否已准备好应对。

总而言之，全球尚未投资于应对大流行所需要的资源，并为其积极筹备。是时候采取行动了。本书接下来将阐述我们如何做到这一点。

第二章

# 组建大流行防控
# 团队——GERM

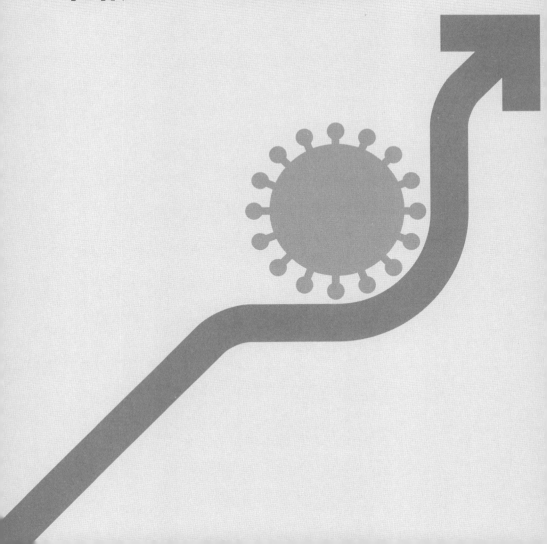

公元 6 年，一场大火摧毁了古罗马城。劫难过后，奥古斯都大帝做了一件帝国历史上从未做过的事——建立一支永久性的消防队。[1]

这支消防队的规模后来扩大到近 4 000 人，配备了水桶、扫帚和斧头，分成 7 组，在位于整个城市战略要地的兵营站岗（其中一座兵营在 19 世纪中叶被发现，有时会对游客开放）。这支队伍的官方名称是 Cohortes Vigilum，可以大致翻译为"守望者兄弟"，而当地人习惯使用昵称"Sparteoli"或"小水桶伙伴"。

在世界其他地方，中国组建的第一支专业消防队出现在 11 世纪，由宋仁宗建立。大约 200 年后，欧洲紧随其后。在美国独立战争之前，在年轻的本杰明·富兰克林（还能有谁）的敦促下，美国组建了志愿组织，还有一些由保险公司出资拯救失火建筑物的私人组织。[2] 但是直到 1853 年，美国才在俄亥俄州辛辛那提市成立了一个由政府管理的专职消防队。

目前，美国大约有 31.1 万名全职消防员，驻扎在近 3 万个消防部门。[①][3] 美国地方政府每年至少花费 500 亿美元用于应对火灾的准备工作。（当我查阅这些数字时，震撼不已！）

更不用说我们采取的所有预防火灾的措施了。近 800 年来，各国政府都颁布了法律来降低火灾风险，包括禁止使用茅草屋顶（13 世纪的伦敦）和要求面包烤炉燃料的安全储存（16 世纪的英国曼彻斯特）。[4] 如今，一家大型防火非营利组织发布了一份 300 多项建筑规范和标准的清单，旨在将火灾的风险和范围降到最低。[5]

换句话说，在大约 2 000 年的时间里，人类已经认识到，单个家庭和企业并不是唯一负责保护自己的人——他们需要社区的帮助。如果你邻居的房子着火了，你的房子就有危险，消防员会采取措施防止火势蔓延。若他们没有频繁参与灭火任务，消防部门将进行演习，以保持他们的技能敏锐，并帮助开展其他与公共安全和服务有关的活动。

火灾当然不会蔓延至全球，但疾病会。一次大流行相当于一场始于一栋建筑物的大火，几周内就会在全球各地蔓延开来。因此，为了预防大流行，我们需要一个类似于全球消防部门的机构。

在全球层面，我们需要一个专家组，全职帮助世界预防大流行。他们应该负责监测潜在的疾病暴发，看到苗头时发出警报，并且帮助控制，创建数据系统以共享病例数据和其他信息，使政

---

① 此外，美国有大约 74 万名消防员志愿者。

策建议和培训标准化，评估世界各国快速推出新工具的能力，组织演习，寻找系统中的薄弱环节。此外，还应该在国家层面协调全球许多从事这项工作的专业人员和系统。

创建这个组织需要发达国家政府的郑重承诺，包括确保适当的人员配备。仅要在全球层面达成积极共识，同时保证充足的资金水平，便是一件困难的事情。但即使知道困难重重，我仍认为当务之急是将这个团队安排到位。在本章中，我想阐明它应该如何工作。

你可能认为我提议的团队已经存在。回想在多少电影和电视节目中，一种可怕的疾病暴发，世界似乎已做好准备应对。有人出现症状后，美国总统通过一个令人印象深刻的、生动的计算机模型来了解情况，该模型显示这种疾病将在世界范围内传播。一组专家接到了他们等待已久的电话（不知为何，总是在与家人共进早餐时），然后立即行动起来。他们穿着防护服，携带昂贵的设备，乘坐直升机进入疫区评估情况，采集一些样本后，迅速前往实验室研发治疗方法，继而拯救人类。

现实比这复杂得多。首先，好莱坞的版本低估了大流行预防中一项极其重要的任务（这一任务确实并不引人注目）：确保各国拥有强大的卫生系统。在一个运行良好的系统中，诊所配备了充足的人员和设备，孕妇得到产前和产后护理，儿童按计划接种疫苗；医务工作者在公共卫生和大流行预防方面接受过良好的培训；预警系统可以轻易识别可疑的聚集性病例并发出警报。当此类基础设施到位时——就像大多数发达国家和一些中低收入国家那样，你更有可能在早期阶段注意到一种新疾病的出现。如果没有这些基础设施，你不会注意到这种新疾病，直到它使成千上万的人患病，甚至可能蔓延到许多国家。

但你在电影中看到的最不现实的是，它表明有一个机构可以把这些不同的能力集结在一起，迅速果断地采取行动，防止一次大流行。我最喜欢的例子出现在电视剧《24 小时》的第三季——我非常喜欢这部电视剧，恐怖分子蓄意在洛杉矶释放病原体，消息很快传到所有政府机构。被释放病毒的酒店立即被封锁。一位计算机建模天才不仅计算出了这种疾病如何传播，还计算出了它的传播速度，以及（最精彩的部分）随着人们逃离城市，交通状况会有多糟糕。我记得自己在看剧时想："哇，那个政府肯定知道如何做好准备。"

这是为精彩的剧集打造的，当然，如果真能如此运作，我们晚上都可以高枕安寝，但事实并非如此。尽管有许多组织努力工作以应对重大疫情暴发，但他们的努力主要依赖于志愿者［最著名的是全球疫情警报和反应网络（GOARN）］。国家和地区响应团队人员不足，资金匮乏，而且没有一个组织得到国际社会的授权在全球范围内工作。世界卫生组织是唯一被授权的组织，但它的资金很少，几乎没有专注于大流行研究的人员，而是主要依靠无偿的全球疫情警报和反应网络。没有一个组织在其规模、领域、资源和责任上，对发现和应对疫情暴发并防止其发展为大流行起关键作用。

让我们思考一下对疫情暴发做出有效反应所涵盖事件的顺序。患者必须去诊所，那里的医务工作者必须对他们做出正确的诊断。这些病例必须上报，分析人员必须注意到有类似可疑症状或检测结果反常的病例群体。微生物学家必须获得病原体的样本，并确定以前是否见过。遗传学家可能需要绘制它的基因组图谱。流行病学家需要了解这种疾病的传染性和严重程度。

社区领导人需要获得并分享准确的信息，可能需要采取隔离措施并强制执行。科学家需要在诊断检测、治疗和疫苗方面取得进展。而且，就像消防员在没有救援任务时进行演习一样，这些组织都需要进行练习，检测系统，找到弱点并加以修复。

你希望在监测和响应系统中实现的细节已经具备。我遇到过一些人，他们为这项工作奉献了自己的一生，许多人甚至拿自己的生命去冒险。但是新冠肺炎大流行的发生，不是因为试图阻止它的怀有悲悯之心的智者太少了，而是因为世界没有创造一个环境，让他们能够在一个强大、准备充分的系统中充分发挥自己的技能。

我们需要的是一个资金充足的全球组织，在所有必要的领域拥有足够的全职专家，享有作为一个公共机构的信誉和权威，并有明确的职权范围来专注于预防大流行。

我把它称为 GERM（Global Epidemic Response and Mobilization，全球流行病应对与动员团队），其工作职责应该是每天醒来问自己同样的问题："世界为下一次疫情暴发做好准备了吗？如何更充分地做好准备？"他们应该得到充足的薪酬，定期演习，并准备好统筹应对下一次大流行的威胁。该组织应该有能力断言一次大流行，并与各国政府和世界银行合作，迅速为应对疫情筹集资金。

我粗略估计，GERM 将需要大约 3 000 名全职员工。他们的技能应该涵盖各个方面：流行病学、遗传学、药物和疫苗开发、数据系统、外交、快速响应、后勤、计算机建模和通信。GERM 应由世界卫生组织管理，因为它是唯一能够授予 GERM 全球声誉的组织。GERM 应拥有多样化的工作人员，其工作人员分散在世界各地。为了尽可能得到最好的员工，GERM 应该有一个不同于大多数联合国机构的特殊人事制度。GERM 的大部分成员将在各个国家的国家公共卫生机构工作，但也有一些成员将在世界卫生组织的区域办事处和日内瓦总部工作。

当潜在的大流行迫在眉睫时，全球需要专家分析可以确认威胁的早期数据。GERM 的数据科学家将建立一个系统，监测可疑病例聚集的报告。GERM 的流行病学专家将监测各国政府的报告，并与世界卫生组织的同事合作，以确定任何可能暴发的疫情。GERM 的产品开发专家将为政府和企业提供药物和疫苗使用的最佳建议。懂得计算机建模的员工将协调世界各地同行的工作。GERM 将牵头创建和统筹规划应对措施，比如适时提出实施边境关闭及佩戴口罩的指南。

外交将不可避免地成为这项工作的一部分。毕竟，国家和地区领导人更了解当地的具体情况，他们会说当地的语言，了解关键角色，并且公众会听从他们的领导。GERM 的工作人员必须与他们密切合作，明确他们的工作是支持（而不是取代）当地的专家意见。如果 GERM 成为（甚至看起来是）国家外部强加的压力，一些国家将会拒绝它的建议。

对于需要特殊支持的国家，GERM 应该资助或派遣公共卫生专家，让这些专家参与当地的全球大流行预防网络。他们将一起训练和演习，以保证技能不退化，而且将随时准备在当地或全球需要时做出响应。有更多需求及暴发风险较高的国家将从该网络中引进更多的 GERM 成员，并支持他们在当地提出传染病方面的专家意见。无论他们被借调到哪里，GERM 成员都将具有双重身份：既是国家监测和响应系统的一部分，也是 GERM 快速响应系统的一部分。

最后，GERM 应该负责检测全球的监测和响应系统，以发现其中的弱点。他们会为大流行的防范制定一份清单，类似于飞行员在每次起飞前和外科医生在手术中都要遵循的条目。就像军队进行复杂的演练，模拟不同的条件并观察战士们的反应如何，GERM 将开展应对疫情暴发的演练。这不是战争游戏，而是病菌游戏。这将是团队最重要的任务，我们将在第七章更详细地讨论。

我所描述的这个团队可能是创新的，但并非没有先例。这基于我所见过的针对另一种疾病非常有效的范例，我们几乎要将其消灭了。

脊髓灰质炎（一种通常影响腿部的麻痹性疾病，在极少数情况下也会影响到横膈膜，使人无法呼吸）可能已经存在了数千年之久。（公元前 16 世纪的一块古埃及石碑上描绘了一位牧师，他的腿看似因脊髓灰质炎而萎缩。[6]）尽管脊髓灰质炎疫苗是在 20 世纪 50 年代中期至 60 年代早期发明的，但几十年来并没有惠及所有需要疫苗的人。就在 20 世纪 80 年代末，每年仍有 125 个国家发现 35 万例野生型脊髓灰质炎病例[①]。

但在 1988 年，世界卫生组织及其合作伙伴在慈善团体扶轮国际的带领下，开始着手消灭脊髓灰质炎：将脊髓灰质炎疫苗列入儿童计划免疫接种名单，并开展大规模的疫苗接种运动（见图 2-1）。到 2021 年，全世界的野生型脊髓灰质炎病例从每年 35 万例减少到不足 10 例[7]，降幅超过了 99.9%！野生型脊髓灰质炎不再存在于 125 个国家，而只藏匿于两个国家——阿富汗和巴基斯坦。

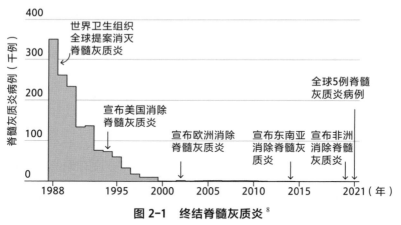

**图 2-1 终结脊髓灰质炎[8]**

注：全球努力促使野生型脊髓灰质炎病例骤减，从1988年的35万例降至2021年的5例。

———————————

① 我特别指明野生型脊髓灰质炎病毒，以区别于非常罕见的疫苗衍生病例。

这一成绩被认为归功于应急运行中心（EOC）。在过去 10 年中，他们一直在工作，从尼日利亚开始，在十几个难以消除脊髓灰质炎的国家，他们成为脊髓灰质炎项目的支柱。

想象一下选举前最后几天的政治竞选办公室，你就会知道应急运行中心是什么样子的（见图 2-2）。地图和图表贴在墙上，但他们不是追踪民调数字，而是展示最新的脊髓灰质炎数据。这是一个中枢，来自政府及国际合作伙伴（如世界卫生组织、联合国儿童基金会、美国疾控中心、扶轮国际）的公共卫生工作者推动对有关脊髓灰质炎的报告做出响应——无论是在瘫痪儿童身上还是在污水样本中发现病毒（我将在下一章解释更多关于污水采样的内容）。

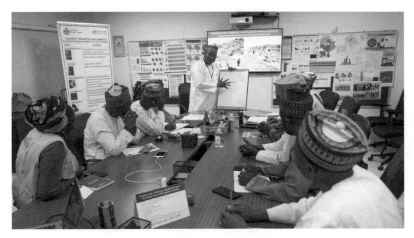

**图 2-2　尼日利亚的国家应急运行中心** [9]

注：尼日利亚的国家应急运行中心位于阿布贾，任务是应对埃博拉、麻疹和拉沙热等公共卫生威胁，2020年，其工作重心迅速转向应对新冠肺炎。

应急运行中心通常监督每年数百万剂口服脊髓灰质炎疫苗的分发，管理数万名挨家挨户为儿童多次接种的疫苗接种人员，保持与当地领导人的联系，以消除对疫苗的误解和错误信息，并利用数字化工具确认疫苗接种人员能否到达他们计划去的地方。

归功于此系统，应急运行中心的工作人员甚至知道有多少家庭拒绝给孩子接种疫苗。这项统计非常精确：巴基斯坦国家应急运行中心的协调员报告称，他们已经将拒绝接种率从 2020 年的 1.7% 降至 2021 年的 0.8%，在一次接种运动中，只有 0.3% 的家庭拒绝接种疫苗。2020 年 3 月，该国政府将其脊髓灰质炎应急运行中心的运作模式应用于应对新冠肺炎。[10]

GERM 应该是一个快速建成的全球性的应急运行中心。就像应急运行中心在抗击脊髓灰质炎等地方病的同时，随时准备在出现新情况时采取行动一样，GERM 也会承担双重职责——只是重点互换。新出现的疾病应该是他们的首要任务，但当没有迫在眉睫的大流行威胁时，他们将通过帮助解决脊髓灰质炎、疟疾和其他传染病来磨炼他们的技能。

你可能已经注意到 GERM 的工作描述中缺少一项明显的工作——治疗患者，这是精心设计的，GERM 成员不需要取代像无国界医生组织那样快速响应的临床专家，其工作将是协调无国界医生组织的工作，并通过疾病监测、计算机建模和其他功能提供补充。GERM 不负责照顾患者。

我预计，每年运营 GERM 的成本大约为 10 亿美元，以支付 3 000 人的工资，以及设备、出行和其他费用。每年 10 亿美元的支出还不到全球每年国防开支的千分之一。[11] 考虑到这将是一项防止像新冠肺炎大流行一样的悲剧发生的保险措施，还有助于减轻其他疾病造成的人力和财政负担，每年 10 亿美元将是一笔划算的交易。[①] 不要把这笔支出看作慈善事业，甚至是传统的发展援助。就像国防开支一样，保障公民的安全是每个国家的责任。

GERM 对于监管一个专业的监测和响应系统至关重要，我将在接下来的章节反复提到它。你将看到它在预防大流行的各个方面发挥关键作用：疾病监测、协调应急响应、就研究议程提出建议，以及对系统进行测试以发现它们的漏洞。让我们首先思考早期如何监测疫情暴发。

---

① 这个组织不应该由公民个人支付费用。它需要对公众负责，并拥有世界卫生组织授予的职权。

第三章

# 善于尽早发现疫情

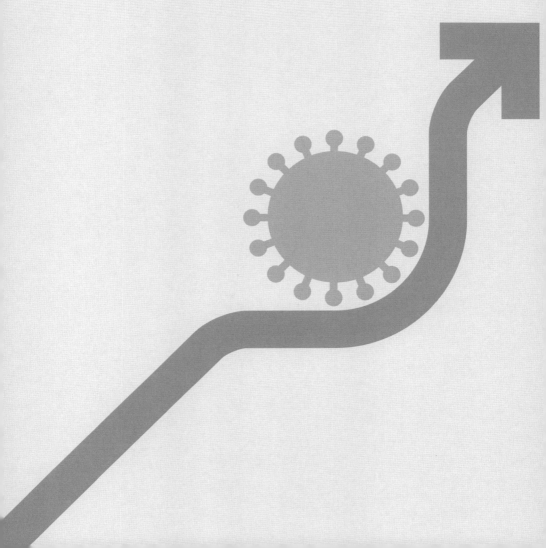

在你的一生中，生过多少次病？大多数人可能都经历过感冒或胃疼，如果你运气不好，也可能患上更严重的疾病，比如流感、麻疹或新冠肺炎。此外，你可能经历过疟疾甚至霍乱，这取决于你生活在世界上的哪个地方。

人们一直在生病，但不是每种疾病都会暴发。

密切关注病例中哪些仅仅是小麻烦，哪些可能是灾难性的，以及其余介于两者之间的病例，并在必要时敲响警钟，这项任务被称为流行病监测。疾病监测不是大海捞针，而是像在一堆钝器中寻找最锋利、最致命的针。

无奈，"监测"一词有种奥威尔式的意味，但在此，它仅指世界各地每天追踪人们健康状况的网络。它们提供的信息涉及方方面面，从制定公共政策到告知你每年该接种哪种流感疫苗。正如新冠肺炎大流行所显现的那样，全球对疾病监测的投资严重不足。如果没有一个更强大的系统，我们就无法及时发现潜在的大流行并加以预防。

幸运的是，这是一个可以解决的问题，在本章中，我将讲解我们如何解决它。我将从当地医务人员、流行病学家和公共卫生官员开始，他们是首先看到正在形成的大流行证据的人。接下来，我将解释对每个人进行疾病监测的障碍，例如许多出生和死亡人口从未被官方记录，并告诉你一些国家是如何克服这些障碍的。

最后，我将探索疾病监测的前沿：从根本上改变医生检测患者所患疾病的路径的新型检测方式，以及在我的家乡西雅图开创的一种全市范围内研究流感的新方法。（那个故事十分曲折，道德争议非常强烈。）在本章结束时，我希望说服你们，通过对人和技术的正确投资，世界可以在为时未晚时做好准备，迎接下一次大流行的到来。

2020 年 1 月 30 日是新冠肺炎大流行的一个重要里程碑：世界卫生组织总干事宣布该疾病为"国际关注的突发公共卫生事件"。这是一个根据国际法确定的正式称号，当世界卫生组织援引这一称号时，世界各国都应该采取一切措施积极应对。①

尽管天花和新型流感等疾病非常令人担忧，应该在发现它们时立即上报，但大多数情况下，该系统的运行方式与对新冠肺炎的应对一样。世界卫生组织官员试图在避免引起不必要恐慌的情

---

① 目前还没有任何机制确保它们真的采取了相关措施。

况下保护公众，他们会等到有充足的数据后，再开启重大的国际应对措施。

如你所料，信息的来源之一是卫生保健系统的日常工作，即医生和护士与他们的患者接触。除了前文提到的几个例外情况，某个疾病的单一病例并不会敲响警钟，诊所的大多数工作人员不会因为一个人咳嗽或发热而感到不安。一般来说，那些看起来可疑的群体病例才会引起人们的注意。

这种方法被称为被动的疾病监测，它的工作原理是：诊所的工作人员将他们看到的需要上报的病例信息，上传给其所属的公共卫生机构。他们不会分享每个病例的细节，但会给出应上报疾病的总数。理想情况下，数据将被输入一个区域性或全球性的数据库，这使得分析人员更容易看到疾病的规模，并做出相应的反应。例如，非洲国家将某些疾病的综合数据输入综合疾病监测和反应（IDSR）系统。[1]

假设他们的汇总数据显示医务人员患肺炎的病例数异常，这是一个危险的信号，监测数据库的州或国家卫生机构便有望注意到激增的病例，并将其标记为需进一步调查的情况。在全球最先进的卫生系统中，这种峰值可能由计算机系统标记，然后通知卫生机构的工作人员，他们需要更密切地关注。

一旦怀疑有疫情暴发，你需要查明的远不只是病例数量。首先，要确认数量高于预期就需要了解所对应的人口规模，这基于对出生和死亡人数的跟踪——我将在本章稍后讨论这一主题。如果确定这种疾病可能会迅速传播，你需要一些信息，比如确诊的患者、患者可能感染病原体的地点，以及他们可能将病原体传给了哪些人。收集这些信息可能是一项耗时的任务，但它是疾病监测的重要步骤，也是卫生系统需要充足的人力和财力支持的原因之一。

诊所和医院是社区病例信息的主要来源，但不是唯一来源，毕竟他们只看到了小部分正在发生的事情。一些被感染者并不觉得自己病得很重，所以没有时间就医，尤其是诊所费用昂贵或手续烦琐的情况下，他们没有理由因为一点儿不舒服就去看医生。有些疾病的传播速度非常快，所以等待被感染者就医并非明智之举。当你注意到病例数量激增时，想要阻止一次暴发可能为时已晚。

所以，除了监测到访诊所和医院的人，重要的是针对已知的疾病，通过走访寻找可能的患者，这被称为积极的疾病监测。一个很好的例子是工作人员在脊髓灰质炎运动中所做的宣传，他们在社区四处巡视，不仅为儿童接种疫苗，还要警惕有脊髓灰质炎症状的儿童，比如腿部肌肉异常虚弱，或无合理解释的腿部瘫痪。脊髓灰质炎监测小组往往可以身兼数职，就像他们在2014—2015年西非埃博拉疫情期间所做的那样，当时他们接受了培训，以观察埃博拉和脊髓灰质炎的蛛丝马迹。

一些国家正在开发智能手段，以更多的视角监测危险迹象，无论该疾病是否已知。近年来，大多数重大疫情也显现在博客文章和社交媒体上。这些数据可能是主观的，尤其是在网上，有效信息藏匿在垃圾信息中，但它通常是对卫生部门官员从传统指标中洞察信息的有益补充。

在日本，邮政工作人员参与一些卫生服务和疾病监测。在越南，教师接受了培训，如果他们发现有几个孩子在同一周内因类似症状而缺课，就会向当地卫生部门报告，药剂师随即接到指令，需在看到治疗发热、咳嗽或腹泻的药品的销售量激增时发出警报。[2]

另一个较先进的方法是去寻找环境中的线索。许多病原体（包括脊髓灰质炎病毒和冠状病毒）出现在人类粪便中，因此可以在污水系统中检测到它们。工作人员从污水处理厂或露天下水道提取废水样本，并将其带回实验室，检测这些病毒。

如果污水样本呈阳性，将有工作人员走访相关社区，以确定可能被感染的人，加强疫苗接种工作，并提示每个人应注意什么。检验废水的想法最初是为监测脊髓灰质炎而提出的，但在一些国家，这项技术也被用于研究非法药物的使用和新冠肺炎的传播。研究表明，它甚至可以成为早期预警系统的一部分，使官方在临床检测结果呈现之前为病例激增做好准备。


在大多数发达国家，人口的出生或死亡被记录的概率很高，这一数据很难逃避政府的统计。但在许多中低收入国家，情况并非如此。

许多中低收入国家都是通过间隔数年进行的住户调查来估算出生和死亡人数的，这意味着他们没有精确的数据——只是大概的范围。可能需要多年时间，某人的出生或死亡才被政府记录。

根据世界卫生组织的数据，在非洲出生的儿童中，只有44%在政府登记处留有记录（在欧洲和美国，这一比例超过90%）。在低收入国家，每10个死亡者中只有1人被政府记录，而这些记录中只有极小部分标明死因。[3]对这些国家的卫生系统来说，许多没有出生和死亡记录的社区很难被监测。

记录重大生命事件都存在挑战，这些社区无法记录病例也并不奇怪。2021年10月底，据估计，全球仅监测到约15%的新冠肺炎病例。[4]在欧洲，这一比例是37%，但在非洲只有1%。[5]由于精确程度极低，再加上每隔几年才采集一次样本，死亡统计数据无法帮助我们发现或控制一次流行。

当我第一次参与全球卫生健康工作时，每年大约有1 000万5岁以下的儿童死亡，其中绝大多数存在于中低收入国家。这个数字本身就很令人震惊，更糟糕的是，我们对这些儿童死亡的原因知之甚少。官方报告显示，有很大比例的死因仅被记录为"腹泻"，但很多病原体和情况都会引起腹泻。由于无法确切知道导致儿童死亡的主要原因，我们便不知道如何预防。随着时间的推移，盖茨基金会和其他组织资助的研究指出轮状病毒是主要原因之一，研究人员进而研发出一种负担得起的轮状病毒疫苗。在过去10年中，这个疫苗避免了20多万例死亡病例，到2030年，将能避免50多万例死亡病例。[6]

然而，将轮状病毒确定为主要病因只是揭开了儿童死因的一角。并非巧合的是，地方性的儿童高死亡率伴随着诊断和其他工具装备的紧缺，这些工具可能有助于他们了解病因。很大一部分死亡发生在家里，而不是在可以记录患儿症状的医院。为了探究婴儿为何会在出生后 30 天内死亡，以及哪种呼吸道疾病导致儿童死亡等问题，人们进行了几十项的研究。

若要说明该系统如何能够更好地发挥作用，莫桑比克是一个很好的例子。前些年，该国政府仍通过每隔几年对全国的少量样本进行调查来统计死亡人数，然后利用这些数据估算全国的死亡率。然而，2018 年，莫桑比克着手建立了一个样本登记系统，包括对全国具有代表性的地区进行持续监测。这些样本数据被输入统计模型，从而对全国的情况做出更精准的估算。这是第一次，莫桑比克的领导人可以看到准确的月度报告，说明有多少人死亡、他们的死因和地点以及死者的年龄。

有几个国家正在通过参与一个名为"儿童健康和死亡预防监测网络"（CHAMPS）的项目加深对儿童死亡率的了解，莫桑比克也是其中之一。[7] 儿童健康和死亡预防监测网络是一个由公共卫生机构和其他组织组成的全球网络。它的起源可以追溯到近 20 年前，我在早期参加一些关于全球卫生的会议时，从专家那里了解到对儿童死因的研究存在缺口。我记得我问："尸检可以发现什么吗？"而我被告知尸检在发展中国家是多么不现实。全面尸检是一项昂贵且耗时的工作，而且孩子的家属往往会拒绝此类侵入性手术。

2013 年，我们资助了巴塞罗那全球卫生研究所的研究人员，以改进一种被称为"微创解剖"或"组织采样"的程序，即能从死亡的儿童体内提取少量样本进行检测。[8] 有时，一些家属确实难以接受让陌生人以这种方式研究他们的孩子，但许多人同意了这一请求。

顾名思义，这个过程比全面尸检的侵入性要小得多，但研究表明它同样能产生可靠的结果。其目的是为儿童死亡原因提供更全面的分析，即从微创解剖中收集的信息，可以为研究人员提供导致儿童死亡的疾病暴发的早期证据。尽管这一方法只应用于少数病例，并不是为了预防大流行。

在 2016 年的南非之行中，我目睹了其中的一次尸检。我曾了解过它的流程，但我知道，亲眼看到这个过程会帮助我理解它，这是阅读记录或简报文件无法做到的。这次经历，我永生难忘（见图 3-1）。

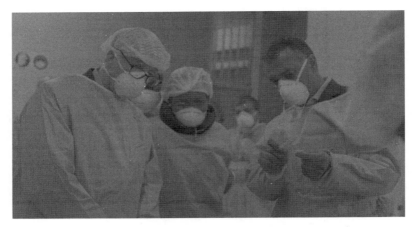

**图 3-1　在索韦托观看微创尸检的经历使我难以忘怀** [9]

2016 年 7 月 12 日，一个男婴降生在约翰内斯堡外索韦托的一个家庭中，却在三天后夭折。他伤心欲绝的父母希望让其他家庭免于经受同样的悲痛，决定让医生进行微创的组织取样。他们还慷慨地同意我观看手术（提出要求时，我并不在现场）。

在索韦托的一间太平间里，我看到医生小心翼翼地用一根细长的针从婴儿的肝和肺中取出少量组织样本，他还抽了少量的血。这些样本被安全地储存起来，随后将进行病毒、细菌、寄生虫和真菌等病原体（包括艾滋病病毒、结核病和疟疾）的检测。这一切在短短几分钟内就完成了。在整个手术过程中，医疗团队都极其尊重男婴的身体并给予了精心的照料。

他的父母被私下告知了结果。我从未见过他们，但我希望他们能得到一些有关孩子遭遇的答案，并能因为参与儿童健康和死亡预防监测网络的项目感受到慰藉，这一决定对拯救世界上此类患儿做出了积极的贡献。

今天，来自儿童健康和死亡预防监测网络的 8 900 多个病例的数据，为研究人员提供了关于儿童死亡的宝贵信息。微创解剖，以及莫桑比克和其他国家正在进行的系统改进，逐渐加深我们对人类死亡原因的理解。我们需要扩大这些创新的方法，以更好地理解我们如何进行干预以拯救生命。


大多数人不可能每月对人口出生和死亡开展住户调查，或者参与类似儿童健康和死亡预防监测网络的项目。但在新冠肺炎大流行和未来的重大疫情暴发期间，我们希望对社区进行采样，以了解有多少无症状或未报告的病例。诊断学领域不乏创新，以使该过程更简便，价格更低廉，因此更容易以必要的规模实施。那么让我们回顾一下目前的状况，看看有哪些新工具即将出现。我必须做一些概括，因为你所寻找的病原体以及它进入人类身体的途径不同，我们需要采取不同的检测方式。

自新冠肺炎大流行以来，仅美国政府就批准了 400 多种用于收集样本的检测和试剂盒。在大流行的早期，你可能已经熟悉了 PCR 检测（聚合酶链式反应检测），其中大多数需要将棉签插入鼻腔，这很让人头疼。如果你感染了新冠病毒，病毒会在你的鼻腔内和唾液中，棉签可捕获它的样本。为了分析采样后的棉签，实验室的技术人员会将此样本与能够复制病毒遗传物质的试剂混合。这一步确保即使样本中只有少量的病毒，也不会逃脱检测。（聚合酶链式反应的名字就来源于这个复制过程，它模仿了自然界 DNA 复制的方式。）同时还会加入一种染料，如果存在病毒基因，染料将开始发光；如果染料没有发光，就证明没有病毒存在。

一旦你对一种新的病原体进行了基因组测序，为其设计一个PCR 检测是相当简单的任务。因为你已经知道它的基因是什么样子的，所以你可以快速创造出特殊的序列、染料和其他必要的产品，这就是为什么研究人员能够在第一个基因组序列公布后的12 天就建立了针对新冠肺炎的 PCR 检测。[10]

除非样本被污染，否则 PCR 检测不太可能给出假阳性（如果结果表明你被感染了，几乎可以确诊）。但有时它可能反馈一个假阴性，即检测说你未被感染，但实际上可能未必。这就是为什么你可能被要求进行多次检测，因为你可能有症状却得到一个阴性的 PCR 检测结果。PCR 检测还可能发现在你患病后很长时间仍留在你的血液或鼻腔中的病毒的基因片段，所以即使你不再有传染性，你的 PCR 检测也可能是阳性的。

实际上，PCR 检测的主要缺点是，它们必须在实验室的特殊机器上进行，这使得它们在世界上很多地方都不适用。虽然只需要几个小时便能得到检测结果，但如果出现积压——就像新冠肺炎大流行期间经常出现的情况，你可能要几天甚至几周才能拿到检测结果。鉴于新冠病毒很容易在个体间传播，在采集样本48 小时后再得到检测结果便没有意义了：到那时你已经传播了病毒，而且使用抗病毒或抗体药物治疗，必须在感染后几天内进行。

另一种主要的检测方法不是像 PCR 检测那样寻找病毒的基因，而是寻找病毒表面的特定蛋白质。这些蛋白质被称为抗原，所以这种检测被称为抗原检测。它的准确度较低，但其优势在于不到一个小时（通常在 15 分钟内）便能得到结果，快速确定有病毒传播风险的人（见图 3-2）。

抗原检测的另一个好处是可以在家中进行。如果你曾经通过将尿液滴入一根小棒中观察线条的出现来验孕，你就使用了一种有 30 年历史的技术，叫作侧流免疫层析法，我想这样命名是因为"使液体在表面流动进行检测"非常容易理解。许多抗原检测的工作原理也是如此。

在疫情暴发期间，我们必须确保每个人都能更容易地接受检测，并迅速得到结果，尤其是当这种疾病在患者出现症状之前就会传染给别人时。我说的"我们"首先指的是美国。包括韩国、越南、澳大利亚和新西兰在内的多个国家在检测和反馈结果方面远远超过美国，这对它们是非常有利的。

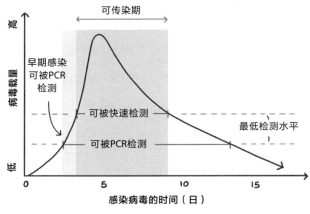

**图 3-2　PCR 检测与抗原检测**

注：与可快速得到结果的抗原检测相比，PCR检测能更早地发现微量的病毒，但PCR检测也可能在你不再具有传染性很久之后呈现复阳的结果。

　　理想的情况是，在未来，每个人的检测结果都将与一个数字数据系统相连，并有适当的隐私保护措施，这样公共卫生官员就可以看到他们所在社区的情况。识别最可能传播感染的人至关重要，因为研究表明，一些新冠肺炎患者更容易将病毒传播给其他人，而也有一些感染者几乎不会传染给与他们经常接触的人。

　　最终，我们需要准确的诊断工具，以便世界各地的大量人口都能使用，并能迅速得出结果，供公共卫生系统使用。因此，让我告诉你在这一领域正在开展的一些令人振奋的工作，我通常倾向于那些贫穷国家和发达国家的民众都能从中受益的创新。

　　我最感兴趣的是英国公司 LumiraDx，该公司正在开发检测多种疾病的仪器，而且操作非常简单，不必局限于实验室——可以在药房和学校等场合使用。与抗原检测一样，它们能快速提供结果，但与抗原检测不同的是它们的效果与 PCR 检测相当，而且成本仅为其 10%。一条生产线一年可以生产数千万种检测试剂，一种针对新出现的病原体的新型检测试剂只需很少或不需要重组就可以完成研发。

2021 年，包括非营利组织非洲医疗用品平台在内的一系列合作伙伴向非洲各国提供了 5 000 台 LumiraDx 的仪器。不过，这只满足了小部分需求，我希望有更多的资助者站出来。

目前，就准确性而言，PCR 检测仍然是黄金标准，但它也比其他方法更耗时、更昂贵。不过，有几家公司打算通过一种被称为超高通量处理的方法改变这一现状。大致是，使用自动化机器，将少量劳动力在给定时间内处理的 PCR 检测的数量成倍增加。

据我所知，最快的一台仪器叫作 Nexar，是道格拉斯科学公司（Douglas Scientific）在 10 多年前开发的，但不是用于与诊断人类疾病有关的研究，它最初被用于识别植物的基因变化，使它们成为更有益的作物。这台仪器有一条类似胶卷一样的长胶带，研究人员将数百个样品和试剂放在它上面，然后将其密封，胶带放入水浴中，几个小时后，再使用另一台仪器快速扫描所有的样本，并将阳性样本标记出来。像 LumiraDx 的仪器一样，Nexar 系统足够灵活，能够快速添加新的检测，甚至可以使用一个样本同时检测多个不同的病原体。例如，你可以用一个鼻拭子同时检测新冠病毒、流感病毒和呼吸道合胞病毒，而这一切只需目前检测费用的很少一部分。

令人惊讶的是，Nexar 系统每天可以处理 15 万份检测样本，是目前最大的高通量处理所能处理样品的 10 倍以上。LGC，Biosearch 公司现在是 Nexar 仪器的制造商（见图 3-3），该公司正在计划几个试点项目，看看它如何处理从监狱、小学和国际机场等不同地方收集到的样本。[11] 其他公司也正在研究不同的方法，我希望他们能继续竞争，以实现更低廉、更快捷、更准确的检测。这是一个仍然需要大量创新的领域。

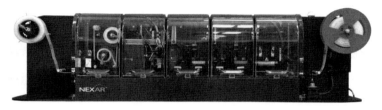

**图 3-3　由 LGC，Biosearch 公司制造的 Nexar™ 仪器** [12]

简而言之，我们需要快速设计出一种新的检测设备，可以在不同的环境中使用，包括诊所、家庭和工作场所，而且一旦设计成功，我们需要能够以超低的成本（也许每份检测不到 1 美元）生产出数百万台设备。

我居住的西雅图地区已经成为传染病研究的中心。华盛顿大学拥有优秀的全球卫生部门和一所在美国排名居前的医学院。我在第一章中提到的健康测量与评价研究所便隶属于华盛顿大学。

弗雷德·哈钦森癌症研究中心虽然主要研究癌症，但也是传染病领域杰出专家的聚集地。（它的知名度很高，在镇上被称为弗雷德·哈奇，或者简称为哈奇。）帕斯适宜卫生科技组织是一家先进的非营利组织，致力于确保卫生领域的创新惠及世界上最贫困的人群。

同一城市汇集如此多热衷于同一领域的有识之士，几乎可以确保他们能产生思想的碰撞。在过去几十年里，西雅图已经自发集结成为一个科研工作者的兴盛家园，他们在机构内外广开言路、博采众长。

正是通过这个网络，2018 年夏，基因组学和传染病领域的一部分研究人员达成了一个共识。尽管他们代表了不同的机构——弗雷德·哈奇、盖茨基金会和疾病建模研究所[①]，但他们都在担心同一个问题：呼吸道病毒引发的疫情。这些疾病的暴发每年导致数十万人死亡，是最有可能引发大流行的元凶，但该领域需要更深入地了解病毒如何在社区内传播。目前科学家们所掌握的工具仍非常有限。

例如，研究人员可以获得医院和诊所的病例数，但这些统计数据只占总数的一小部分。西雅图的科学家们谈到，在了解流感病毒如何在城市中传播之前，他们需要知道更多的信息，最重要的是他们需要知道实际有多少人患病，而不仅仅是有多少人接受了检测。在紧急情况下，城市官员需要迅速鉴别大部分可能生病

---

① 疾病建模研究所现在是盖茨基金会的一部分。

的人，让他们接受检测，并获取结果反馈。但是尚无系统的方法来做这些事情。

最终，2018 年 6 月，该项目的一些研究人员在我位于西雅图郊外的办公室与我会面，解释了他们所看到的这个问题。他们概述了一个为期三年的项目——西雅图流感研究，即一个全市努力的雏形，希望改变呼吸道病毒检测、监测和控制的方式，并询问我是否愿意资助。

它的工作原理如下：从秋天开始，随着流感季节的到来，西雅图地区的志愿者将被要求回答一些关于自身健康的问题。如果他们在过去 7 天内出现了至少两种呼吸系统疾病的症状，他们将被要求提供一份样本，用于检测一系列呼吸系统疾病。（尽管这个项目被称为流感研究，但它并不局限于流感，实际上检测将涵盖 26 种不同的呼吸道病原体。）

有些人会在西雅图机场、华盛顿大学校园、无家可归者收容所和城镇周围的一些工作场所的售货亭采集样本，但大多数样本来自当地的医院，这些医院已经因其他原因从病人身上收集了样本。这是医学研究的常见做法：当你在医院接受检查时，检查结果会有助于医生决定如何对你开展治疗，而你的鼻拭子上的黏液可能会被保存起来后期备用。研究人员可以在删除你的某些私人数据后，使用该样本检测其他病原体，并了解整个社区的情况。仅仅一次就医，其实你就已经为科学做出了贡献。

在西雅图流感研究中，我们的想法是，从医院和公共场所收集的所有样本都将被检测。当一个人的流感病毒检测呈阳性时，该病例将被标记在一个数字地图上，几乎可实时显示已知流感病例的位置。然后，病毒会被进一步研究：研究它的基因序列，并与世界各地发现的其他流感病毒的基因进行比较。

这项基因研究将是西雅图流感研究的关键部分，因为它可以帮助科学家了解不同病例之间的联系。不同的流感病毒株是如何进入这个城市的？如果在大学里暴发，它将在社区内传播多远？

遗传信息之所以对流行病学家如此有用，是因为基因工作方式中的一个偶然缺陷。每当病原体复制自己（或像病毒一样，迫使宿主细胞进行复制）时，它需要复制自己的基因序列，或称为基因组。所有生物的基因组都是由四种构件组成的，我们把它们表示为 A（腺嘌呤）、C（胞嘧啶）、G（鸟嘌呤）和 T（胸腺嘧啶）[①]。如果你是一个电影迷，你可能记得一部由乌玛·瑟曼和伊桑·霍克主演的关于基因改造从而强化人类的科幻电影《变种异煞》，这部电影所展现的就是对这些构件的巧妙安排。

基因代代相传，确保孩子像他们的亲生父母。正是它使人成为人，使病毒成为病毒，使石榴成为石榴。新冠病毒的基因组由大约 3 万个 A、C、G 和 T 组成，而人类的基因组由数十亿个组成，但复杂的生物体不一定需要更大的基因组。实际上，做成沙拉的食材的基因组比人类的基因组还要大。[13]

基因的复制过程是不完美的，它总是会引入一些随机错误，尤其是新冠肺炎、流感和埃博拉等疾病的病毒，一些 A 被复制

---

① RNA 病毒实际上含有 U（尿嘧啶）而不是 T（胸腺嘧啶），但这两种物质在功能上是相同的，所以为了简单起见，我选择使用 T。

成 C，诸如此类。这些突变中的大多数可能没有产生影响，也可能使复制体失去功能，但有时它们会使复制体比其亲本更适应环境。这是导致新冠病毒变异株进化的过程。

弄清一个生物体遗传字母出现的顺序就是所谓的基因组测序。通过对一种病毒的许多不同病毒株的基因组测序，并研究它们之间的不同突变，科学家可以构建出它的谱系（见图3-4）。在进化树的底部是最近的一代。再往上是这一代的祖先，一直到第一个已知标本。进化树分叉的地方表明了主要的进化步骤，比如新变异株的出现。进化树甚至可以用来记录在动物身上发现的、可能会跨种传播到人类身上的相关病原体。

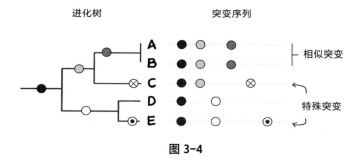

图 3-4

所有这些谱系信息，加上恰当的检测制度，可以为明确病毒如何在社区内传播提供宝贵的线索。例如，在南非，一个良好的检测系统结合对艾滋病病毒的基因分析表明，许多携带艾滋病病毒的年轻女性是因与年长男性发生性关系而感染艾滋病病毒的——这一信息促使该国改变了预防艾滋病病毒的方式。最近，基因测序显示，2021年几内亚暴发的埃博拉疫情始于一名护士，令人震惊的是，这名护士是在五年前被感染的。科学家们发现这种病毒可以在人体内休眠这么长的时间，基于这一新信息，许多人正在思考预防埃博拉疫情暴发的新方法。

但是，在美国，缺少这种分析依赖的关键基础设施，这一问题长期困扰着西雅图的科学工作者们。

想想我们处理流感的方式。大多数认为自己患流感的人都疲于去看医生，他们只是储备一些非处方药，然后熬过去。即使最终他们去了诊所，医生可能也只根据症状做出诊断，而不进行检测。被上报给公共卫生官员的病例，仅是诊所中参加了自愿汇报流感项目的医生所要求检测的病例。

现实中，检测数量过少导致了连锁反应，即很少的流感病毒样本得到测序。另外，许多测序样本并没有提供患者的相关信息，如他们住在哪里、他们的年龄。一种病毒可能有100万个序列，但如果对它们的携带者一无所知，你就无法确认这种疾病从哪里开始，或者它是如何从一个地方传播到另一个地方的。

西雅图流感研究旨在迎头解决这一问题，它将创建一个系统，以检测大量志愿者样本并对病毒基因组进行测序，特别是在保护隐私的前提下，测序数据可以与样本提供者的信息相关联。该项目将创建近乎实时的全市流感地图，将改变检测和阻止疫情暴发的游戏规则。

我认为西雅图流感研究有着卓尔不群的理念，它可能有助于解决我多年前在TED演讲中提出的一些问题。我同意通过布罗特曼巴蒂研究所资助这项研究。布罗特曼巴蒂研究所是弗雷德·哈奇、华盛顿大学和西雅图儿童基金会的合作伙伴。

该团队快速开展了预期的基础设施建设工作，他们创建了一个系统，以开发并验证一种诊断检测、处理流程和反馈结果的新方法，同时进行质量检查，以确保所有的工作是有效的。在第二年，他们增加了一种方法，让参与者自己在家里取样并通过邮寄交送样本。有了这一创新，西雅图流感研究成为世界上第一个拥有完整流程的医学研究，人们可以在网上订购试剂盒，在家中采样后寄回实验室，以便收集结果。这是一项开创性的工作，也是我们团队的骄傲，但我们都没有意识到它将大有可为。

2018—2019 年，西雅图流感研究检测了 11 000 多例流感病例，并对 2 300 多个流感病毒基因组进行了测序——约占当时全球所有流感基因组测序的 1/6。他们能够证明，西雅图的流感不是一次同质化暴发，而是一系列不同流感病毒株的重叠暴发。

而后，在 2020 年的前几周，发生了天翻地覆的变化。几乎一夜之间，流感病毒不再是我们最需要担心的病毒，那些花了大量时间筹建流感研究的科学家们现在只想着新冠病毒。

同年 2 月，基因组学研究人员莱亚·斯塔丽塔（Lea Starita）开发了她自己的新冠病毒 PCR 检测方法，她的团队开始检测他们为流感研究收集的数百个样本。两天内，他们就发现了一例阳性病例，这是当地一家诊所提交的样本，该患者曾以流感样症状的诊断接受治疗。

在对这个阳性样本的病毒进行基因测序后，研究小组的成员、计算生物学家特雷弗·贝德福德（Trevor Bedford）有了一个骇人的发现：从遗传学的角度讲，它与较早时间华盛顿州的另一病例密切相关。在比较了两种病毒的基因组突变位点后，贝德福德推断这两种病毒密切相关。[①] 这证明了许多科学家的推测：新冠肺炎已在华盛顿州蔓延了很长一段时间。

然后团队转向下一个合乎逻辑的问题：根据他们对已测序的两例病例的了解，以及他们现在知道的病毒已经传播的时间，可能还会有多少人被感染？疾病建模师迈克尔·法穆拉雷（Michael Famulare）进行了计算，估计为 570 人。[②]

当时，在整个华盛顿西部地区，只有 18 例新冠肺炎确诊病例。贝德福德、法穆拉雷和他们的同事的工作却表明，该地区的新冠肺炎检测系统严重不足。仅在华盛顿州，数百人感染了新冠病毒却浑然不知，病毒因此迅速传播（见图 3-5）。

但是有一个问题：他们不确定能否告诉别人他们所了解的情况。

诊所里提供样本的病人并不知道样本已经被用于试验研究。尽管对患者的样本进行新冠肺炎等其他疾病的检测是基于常规做法，但向他人透露检测结果（甚至向患者透露，更不用说向公共卫生官员透露了）是另一回事，这违反了流感研究的研究规程。

此外，他们的新冠肺炎检测虽然已被批准研究使用，但没有

① 随后的证据使这部分结果具有争议，因为当时的研究人员已经对其他样本进行了测序。我们可能永远无法确定第二个病例中的病毒是不是第一个病例中的病毒的子代。但人们普遍认为，根据现有的信息，研究人员做出了正确的推断，而且当时确实出现了大规模的传播。

② 更精确地说，法穆拉雷将这一数字定为 570，并有 90% 的把握认为它在 80~1 500 之间。

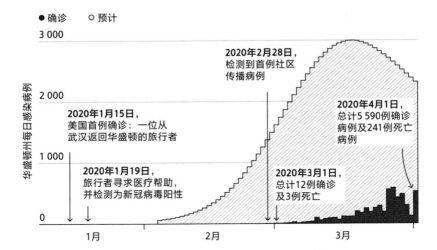

**图 3-5　当新冠肺炎到达华盛顿州时** [14]

注：西雅图流感研究的科学家们发现，数以百计的人可能已经感染而未被检测。这张图表显示了在2020年前三个月，新冠肺炎确诊病例与预计感染人数之间的差异。

被批准用于医疗环境，因为医疗环境中的结果是需要反馈给患者的。尽管研究团队已经与政府监管机构讨论了数周，但他们的检测没有办法获准用于医疗用途。由于疾控中心甚至没有相应的审批规则，所以任何新开发的新冠肺炎检测均不予批准。

这是一个进退两难的困境：一方面，披露结果会违反伦理，并可能触犯政府条例；另一方面，这个团队怎么能对一个携带导致大流行的病毒的人隐瞒检测结果呢？或者，从公共卫生官员的角度，他们需要知道新冠肺炎正在该州蔓延，而且几乎可以肯定感染人数远超他们的认知。

该团队的一名成员用一个简单的问题阐明了这场争论："理性的人会怎么做？"当他这么说的时候，答案似乎显而易见：

理性的人会通过揭示结果来保护个人和社区。所以他们选择这样做。

这则消息引起了轰动。正如《纽约时报》所言："基因测序表明，新冠病毒可能已经在美国传播了数周。"[15]

尽管这一决定引起了政府监管部门的不满，团队不得不暂时停止对医院样本的检测，但我觉得（现在仍然觉得）他们做的是正确的。华盛顿大学负责监督该项目的审查委员会也得出了同样的结论，认定该团队的行动是负责任的、合乎道义的。之后，州政府和联邦官员继续与他们合作，研究该地区的新冠肺炎疫情。

2020年3月，流感研究团队与西雅图金县的公共卫生机构合作，创建了西雅图新冠病毒评估网络（SCAN）。他们为收集和处理流感病毒样本并通知人们其结果而建立的开创性系统将被投入新的用途：为尽可能多的人提供新冠肺炎核酸检测，绘制结果地图，并加入世界各国对这种全新病原体基因组的测序采集。

西雅图新冠病毒评估网络的努力得到了当地另一组研究人员的大力支持，他们向政府监管机构展示，在人的鼻腔内转动棉签采集的结果与其他核酸检测所需的让大脑发痒的捅鼻子的方法一样奏效。这是一个重大的进步，人们因此可以自己取样，而此前的方法必须由医务工作者处理。鼻腔采集的方式也没有那么难受，消除了一些人接受检测的障碍。旧的方法不可避免地使受试者咳嗽，这增加了施测者的暴露概率，而且全球已出现始料未及的情况——较长的棉签已经用完。[①]

3—5 月，在新冠肺炎大流行期间，一切都在预期内平稳运行。西雅图新冠病毒评估网络的团队从志愿者身上收集样本，告诉他们是否患有新冠肺炎，开始构建病例地图，并确保对阳性样本进行测序。在此期间，西雅图新冠病毒评估网络完成了金县所有检测的 25%，它的地图帮助当地官员了解了这种疾病传播最严重的地方。

然后，在 5 月，联邦政府突然命令他们停止。该团队还遇到了另一个问题：是否允许他们检测人们自己收集的样本（而不是让医务工作者做）。在此之前，联邦政府关于谁可以检测自行收集的样本的规定一直很模糊。当他们明确规定时，这对西雅图新冠病毒评估网络来说是个坏消息，意味着他们的检测需要联邦政府的批准。该团队立即争分夺秒地寻找另一条出路。

两周后，美国食品药品监督管理局（FDA）再次改变了政策。只要得到了监督工作审查委员会的批准，研究人员就可以检测由参与者收集的样本。西雅图新冠病毒评估网络得到了他们的批准，6 月 10 日，再次启用该项目的检测。

在那一年接下来的时间里，团队取得了几项成就。他们完成了近 4.6 万份新冠肺炎核酸检测，几乎所有检测都来自在自家网上登记的人（而不是公共场所的信息亭，这些信息亭基本上都已

---

① 新方法耗费很长时间才被采纳。在我写作本书时，亲戚们仍然在问我："他们为什么要把棉签塞进我的大脑？我记得你说过，他们已经放弃这种方法了。"原因是：政府监管部门批准每项检测时，棉签也必须被批准——即使它已经成功地用于其他检测。

经关闭）。他们对近 4 000 个新冠病毒基因组进行了测序，占当年华盛顿州所有基因组测序的一半以上，他们还为正在波士顿和旧金山湾区开展类似研究的团队提供了建议。

我在 2021 年年底撰写本书时，西雅图新冠病毒评估网络仍在运行，西雅图流感研究继续收集关于流感和其他 20 多种病原体的数据。特雷弗·贝德福德发现了两个新冠病毒样本之间的基因相似性，并指出了它们的重要性，他对新冠病毒科学的开创性贡献得到了广泛认可。他的基因组进化树在世界各地被采用，他已经成为一名优秀的公共传播者，为其成千上万的推特粉丝剖析流行病学和基因组学的复杂问题。

美国，实际上，任何拥有类似的检测和测序系统的国家，都需要在西雅图研究团队的研究成果基础上投资更多的项目。其中的一个教训是，我们需要在下一次大暴发之前就建立好响应系统，正如西雅图流感研究和西雅图新冠病毒评估网络所尝试的那样。政府需要与公共部门和私营企业的传染病学专家建立工作关系。当我们从未见过的病原体出现时，法规需要允许快速批准检测。美国的世界级研究机构和私营诊断公司拥有了不起的人才和能力来提供帮助，但他们应该能够立即参与进来，而不必像西雅图新冠病毒评估网络的团队那样需要跨越重重障碍。

做到这一点的国家将在下一次重大疫情暴发中做好应对准备。南非是第一个发现至少两种主要新冠病毒变异株的国家，这并非巧合。几十年来，南非一直投资于艾滋病病毒和结核病的检测和测序研究。

基因组测序设备方面的创新将会大有帮助。例如，牛津大学旗下的牛津纳米孔公司开发了一种便携式基因测序仪，无须完整的实验室。这确实需要一台配有强大处理器的在线计算机，来自澳大利亚和斯里兰卡的研究人员也在努力解决这个问题：他们开发了一款应用程序，可以在普通的智能手机上离线处理测序仪记录的信息。在一次检测中，该应用程序与测序仪的组合能够在不到 30 分钟的时间内完成两名患者的新冠病毒基因组测序。牛津纳米孔技术公司目前正与非洲疾控中心和其他合作伙伴合作，在整个非洲大陆配置类似的设备。[16]

另一个教训是，建立一个类似于西雅图新冠病毒评估网络或西雅图流感研究的平台（做检测，创建一个人们可以注册的网站，处理他们的样本，等等）只是挑战的一部分，确保结果反映社区的实际情况完全是另一回事。不是每个人都能轻松地浏览网站。语言障碍会妨碍工作。当检测试剂盒的需求量很大而供应有限时，那些可以待在家里反复查看网站的人比那些仍然需要上班的必要员工更有优势。在西雅图，弥合这些差距是一项挑战，任何想做类似事情的人都应该牢记这一点。充分利用技术进步需要一个强大的公共卫生系统，并得到整个社区民众的信任。

如果要列出最重要、最困难的工作种类，我大概会把疾病建模师排在首位，或者至少在 2020 年之前我会这样做。新冠肺炎的出现让几十年来不辞劳苦、默默无闻的疾病建模师发现自己成了焦点。他们忙于预测，而在大流行期间，新闻记者们最追捧的莫过于预言了。

我在疾病建模方面的大部分经验来自我在健康测量与评价研究所和疾病建模研究所的工作，疾病建模研究所参与了西雅图流感研究。实际上，世界各地的研究人员正在运用数百个模型，不同的模型可以帮助回答不同类型的问题。我在此举两个例子。

其中之一是南非流行病学建模和分析中心（位于南非斯泰伦博斯）的团队在 2021 年年底完成的奥密克戎变异株的研究。当时，研究人员已经检测到奥密克戎，但他们尚未回答与之相关的一些关键问题，包括"对曾感染新冠病毒早期变异株的人，奥密克戎出现再感染的情况如何"。利用一个跟踪全国各地传染病病例的数据库，南非团队找到了答案。奥密克戎比早期的变异株更易导致二次感染。该团队的这项工作和其他工作表明，与其他已经销声匿迹的变异株不同，奥密克戎很可能在其出现的任何地方快速传播——事实也的确如此。

其他建模团队处理了不同的问题。例如，伦敦卫生与热带医学院的一个团队量化了口罩、社交距离和其他减缓传播的方法的影响。2020 年，他们的模型对病毒将如何在中低收入国家传播做出了一些非常准确且及时的预测。（事实上，他们的工作往往领先于疾病建模研究所，疾病建模研究所的团队现在是盖茨基金会的一部分——这一团队会迫不及待地告诉你这一点。）

为了了解建模师在试图预测大流行模式时怎么做，可以试想下天气预报。气象学家有很有效的模型来预测下雨的时间是今晚还是明天早上，但他们的模型对 10 天后的天气预测就并不准确了，对于 6 个月或 9 个月后会发生什么，更是无法准确预测。[1]
用变异株的信息来为疾病建模便与此类似，虽然它永远不会是一
门完美的科学，但它最终会比天气预报做得更好。[2]

本质上，建模师要做的是分析所有可用的数据（我在本章中
描述的数据源），以及许多其他来源的数据（例如移动电话数据
和谷歌搜索），其目的有二：一是确定已发生事情的原因，二是
对未来可能发生的事情做出有根据的预测。早期的计算机建模表
明，即使只有 0.2% 的人口感染了新冠病毒，医院也会很快人满
为患。

疾病模型对公共卫生研究人员来说大有裨益，其迫使他们列
举所有的假设和数据，这一过程凸显了他们知道什么、不知道什
么，以及他们有多大把握。同时，敦促他们研究哪些疾病特征和
应对措施可能在未来产生最大的影响，例如，为高危人群先行接
种疫苗的好处是什么？如果出现一种传染性高出 10 倍的变异株，
那么会有多少病例？住院人数和死亡人数又将是多少呢？如果有
一定比例的人戴上口罩会有多大帮助呢？

对我来说，新冠肺炎给建模带来的主要经验之一是，每个模
型依赖良好数据的程度，以及获取这些数据的难度。要做多少轮
检测？有多少是阳性的？疾病建模师在解决这些问题时遇到了各

---

① 全球气温正在上升是肯定的，如果我们不采取行动，这将会产生可怕的后果。
② 在大流行早期，健康测量与评价研究所曾被批评预测过于乐观，没有强调预测的不确
定性。但是正如优秀的科学组织一直做的那样，他们不断听取反馈意见并改进他们的
工作。

种各样的困难：美国的一些州没有按地点或性别细分病例；有时报告会在周末假期暂停，人们会在回到办公室的第一天提交所有的病例，而建模师只能对这期间的实际数据进行估算。

我需要指出的是，关于一些建模师的最新发现的新闻报道，经常会遗漏重要的细微差别和注意事项。2020 年 3 月，帝国理工学院德高望重的流行病学家尼尔·弗格森预测，在大流行期间，英国可能有 50 万以上人口死于新冠肺炎，而美国可能有 200 万以上人口死于新冠肺炎。[17]这在媒体上引起了不小的轰动，但很少有记者提到弗格森曾清晰阐明的重点——新闻头条的前提，即假设人们不会改变他们的行为，例如拒绝佩戴口罩或居家隔离，而这当然不会是现实情况。他想要展示的是风险有多高，以及戴口罩和其他干预措施的价值，而不是让大家陷入恐慌。

下次当你听到疾病建模师做出的预测时，请记住几件事。首先，变异株各不相同，在有几周的数据可用之前，很难预测每种变异株的严重性。其次，所有模型都有局限性，你所听到的报告可能遗漏了一些重要的注意事项。例如，不确定性的程度可能相当高。还记得迈克尔·法穆拉雷估算华盛顿州可能已存在 570 例感染病例吗？90% 置信区间是 80~1 500 例。任何忽略可能性范围的报告都遗漏了一些相当重要的背景。

最后，每个参与创建疾病模型的人都应该考虑：人们将如何看待他们的工作，他们应该尝试清楚地沟通，以降低模型被误解或误用的概率。疾病建模需要适度，以保守的方式进行，尤其是在超过四周的预测中。

我认为，本章的所有内容都为我们预防大流行所需要的疾病监测制定了明确的议程。

首先，对健全卫生系统的所有要素进行投资，使发现和报告疾病以及治疗疾病成为可能。在中低收入国家尤其如此，这些国家的卫生系统往往资金不足。如果医生和流行病学家缺乏所需的设备和培训，或者他们的国家卫生机构薄弱甚至根本不存在，我们将会看到疫情一次又一次地暴发。每个国家的每个社区都应该能够在七天或更短的时间内发现疫情，在发现后第二天报告并开始调查，在接下来一周内实施有效的控制措施，这些标准将为卫生系统的每个人提供目标并衡量其整改方案。

其次，进一步努力共同了解成人和儿童的死亡原因。这项工作可谓一举两得，使我们对健康和疾病有新的认识，并为了解日益显现的威胁提供了另一个窗口。

再次，我们需要了解我们所面对的敌人。因此，政府和资助者应该支持创新的方法，在短时间内进行大规模检测，特别是在中低收入国家设计大规模、低成本的检测。新的检测方法应该能够在保护隐私的前提下将检测结果与患者联系起来，从而使数据能够为个体护理和公共卫生举措提供参考。基因测序需要大幅扩大。此外，我们需要继续研究病毒是如何在动物体内进化的，并更多地了解哪些病毒可能会传染到人类身上。毕竟，在最近 30 次始料未及的暴发中，有 75% 与动物相关（而不是人类）。在重大疫情暴发时，若检测手段暂时短缺，可绘制显示疾病流行情况的地图，借此提示哪些人需优先接受检测——这样检测就会针对那些最有可能被感染的人。

最后，我们需要对计算机建模的前景进行投资。疾病建模分析在新冠肺炎大流行期间提供了极大的帮助，但希望它们可以做得更好。更多的数据、更准确的信息，以及对疾病模型的持续反馈，将使全人类履险如夷。

第四章

# 非药物干预：提升
# 公众的自我保护意识

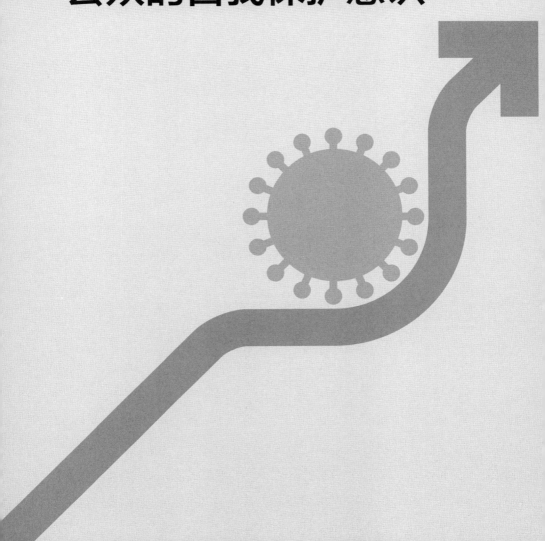

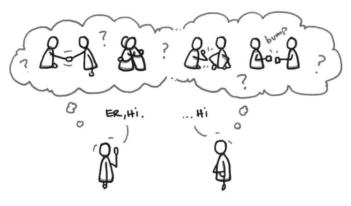

**图 4-1　问候焦虑**

　　近来，我对与人会面时如何问好感到困惑，我们应该碰碰拳头、握握手，还是只是微笑和挥手？如果考虑我们之间关系的亲密程度，我可能想要握手然后拥抱，特别是在我们几个月没见的情况下。

　　新冠肺炎让我们的社交互动变得复杂，其对问好和告别方式的指导只是众多影响之一。如果你被感染了，你应该待在家里吗？哪些人应在哪些情况下佩戴口罩？可以在室内或室外举办派对吗？人们需要间隔多远站立？是否需要经常洗手？大型公共集会是否应举行？公共交通是否可以继续运行？学校、办公室和零售商业能否继续营业？

虽然所有这些决定并非都取决于个人，但其中很多是由个人决定的。在新冠肺炎大流行期间，当你的选择似乎比以往任何时候都更有限时，做出选择可以赋予你力量。即使你没有能力帮助科学家找到治愈疾病的方法或疫苗，你仍然可以选择戴上口罩，如果感觉不舒服就待在家里，并推迟参加大型聚会。

令人无奈的是，在一些地方，特别是美国，人们却不愿做出能使他们和他们的家人更安全的选择。我不赞同他们的选择，但我也认为简单地给他们贴上"反科学"的标签无济于事。

在我看来，尤拉·比斯在《免疫》一书中对疫苗接种犹豫的态度，有助于解释我们看到的人们对其他公共卫生措施的反感。[1]她说，对科学的不信任只是其中一个因素，除此之外，还有其他引发恐惧和怀疑的因素，比如制药公司、专制政府、精英、医疗机构、男权主义。对一些人来说，未来可能获取的无形利益不足以让他们摆脱对有人试图蒙骗他们的担忧。在政治严重两极分化时，这个问题甚至更糟，就像我们现在所处的这个时期。

面对首次出现的新冠病毒，没有足够的证据来权衡不同措施的成本和收益，特别是很难采取关闭企业和学校等极端手段。自

1918 年大流感以来，这些措施大多没有再被推行。此举相关的代价显而易见，而其确切的好处（尤其是考虑到我们正在应对的是一种新的病原体）却并不明显。

部分问题在于，在可控环境中评估这些措施的影响相当困难，这些措施通常被称为"非药物干预"（NPI）。虽然药物和疫苗试验是昂贵且耗时的（我将在后面的章节解释），但它们使我们能够通过试验检测药品和疫苗的有效性。相比之下，没有人会为了衡量成本和收益而关闭一个城市里所有的学校和企业。

现在，在现实世界中研究非药物干预两年之后，我们对它们的有效性有了深入的了解，至少对新冠肺炎来说是这样。大流行给了我们现实的教训，任何试验都无法做到这一点。几乎各级政府（市、县、州、省和联邦）的官员都查看了数据，以了解哪些是有效的，成千上万的学术研究记录了各种非药物干预的影响。这些努力极大地增强了我们对这一领域的认知。相似的城市或国家在政策上的差异使得研究人员能够以前所未有的方式研究单个非药物干预措施的影响。

这是一个好消息，因为在疫情暴发的早期，非药物干预是我们最重要的工具（见图 4-2）。口罩令的施行不需要实验室的耗时检测（假设我们能提供口罩），也不需要弄清楚应何时取消大型公共活动，或者限制餐厅的就餐人数。（尽管我们需要确保我们部署的非药物干预与我们试图阻止的病原体相匹配。）

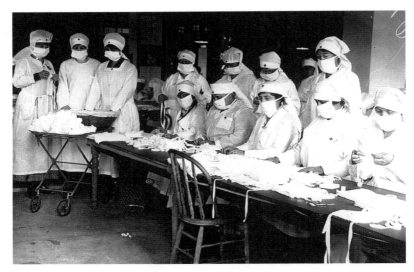

**图 4-2　1918 年大流感期间，美国马萨诸塞州波士顿的红十字会志愿者利用纱布制成口罩，以防止流感的传播** [2]

　　这些干预措施是我们用来放缓病例数量增长的，也就是说，在不必确定每个感染者的情况下减缓传播，这样医院就不会人满为患。如果能快速确认暴发，就几乎可以找到所有被感染的人，并对他们接触过的每个人进行检测。这是至关重要的，特别是众所周知，想要找到携带病原体但无症状的人非常困难；非药物干预有助于防止他们与有症状的人一样传播新冠病毒。

　　我并非暗示非药物干预是完美的解决方案。虽然有些措施（如戴口罩）对大多数人来说没有什么坏处（除了对戴眼镜的人来说，镜片总是容易有很多雾气），但另一些措施（比如关闭企业和禁止大型公共集会）对公众产生了巨大的影响，实施这些措施是一项艰巨的任务。但我们可以马上施行，并且知道如何做得比以前更好。

让我们回顾一下过去两年中的一些重要观点。

## "如果你看起来反应过度，你可能是在做正确的事情"

这是安东尼·福奇的原话，我对此深表赞同。非药物干预的讽刺之处在于，它们的效果越好，此举的施行者就越容易受到批评。如果一个城市或州足够早地采用这些措施，病例数量将保持在较低水平，批评者倾向于认为它们没有必要（见图4-3）。

例如，2020年3月，圣路易斯市和县的官员颁布了几项限制传播的措施，包括一项就地隔离的命令。因此，圣路易斯最初

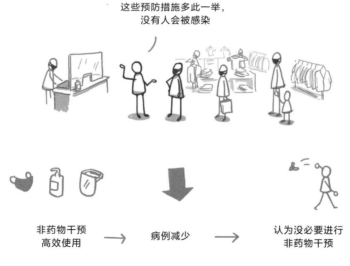

图 4-3 非药物干预悖论

的疫情并不像美国其他许多城市那样严重，这导致一些人认为限制措施是过度反应。但一项研究发现，如果当时政府晚两周实施这些干预措施，死亡人数将激增 7 倍。这将导致圣路易斯的情况与美国一些受灾严重的地区不相上下。

这也不是圣路易斯第一次带头行动，事实上，同样的事情在一个世纪前也发生过。在 1918 年大流感期间，发现第一例流感病例后不久，该市关闭了学校，禁止大型公共集会，并采取了保持社交距离的措施。相反，费城一等再等，没有推行这些措施，在第一例病例出现后的两周内，政府仍然允许大型公众集会，包括全市范围的游行。

结果，费城的死亡率是圣路易斯的 8 倍多。后来，研究发现，这种模式在全国范围内适用。早期采取多种措施的城市，其死亡率是推迟采取措施的城市的 50%。

对比不同国家而不是城市，会得到相似的结果。在新冠肺炎的首轮攻击中，丹麦和挪威在早期就实施了严格的封锁（当时每个国家都有不到 30 人住院），而邻国瑞典的政府更多的是提出建议而不是要求，仍然保持餐厅、酒吧和健身房的开放，只鼓励但不要求保持社交距离。一项研究发现，如果瑞典的邻国效仿其做法，而不是严格封锁，丹麦的死亡人数将是首轮攻击中实际死亡人数的 3 倍，挪威的死亡人数将是首轮攻击中实际死亡人数的 9 倍。[3] 另一项研究估算，仅在 2020 年前几个月，包括美国在内的 6 个大国的非药物干预就防止了近 5 亿人感染新冠病毒。[4]

如安东尼·福奇所说，你不仅要在一开始显得反应过度，而且要小心过早地解禁。当最有效的公共措施被放宽的时候，比如仅限制大型集会，病例数量往往就会回升（其他条件不变）。过早放宽这些措施的问题在于，有大量专业上称为"免疫空白"的人，他们从未接触过病毒——很容易被感染。就像即使你开始感觉好些了，也要继续服用抗生素治疗细菌性疾病一样，在某些情况下，我们需要继续施行一些非药物干预，直到我们开发出让你免受感染的医疗工具，并在你真正生病时可以不用去医院治疗。或者，至少我们能够通过大规模检测并隔离阳性或疑似病例来大幅减少传播，就像韩国所做的那样。

而且，并不是所有的过度反应（或表面上的过度反应）都是一样的。例如，关闭边境确实减缓了新冠病毒在一些地区的传播，但关闭边境是一把需要小心挥动的大锤。切断贸易和旅游业可能严重打击一个国家的经济，以至于恢复起来比遭受疾病的打击更艰难。如果边境管制姗姗来迟（这是常有的事），更是如此。而且，它们会抑制人们报告早期疫情的积极性。例如，在发现奥密克戎变异株后，南非颁布了旅行禁令，而奥密克戎肆虐的其他一些国家并没有采取同样的举措。

尽管封锁对公共卫生有明显的好处，但在低收入国家，人们并不明确是否值得做出牺牲。在这些地方，关闭经济部门可能导致严重饥荒，使人们陷入极端贫困，并使其他原因导致的死亡更加严重。如果你是年轻人，整天在外工作——就像低收入国家的许多人那样，那么比起可能没有足够的食物养活家人，新冠肺炎看起来并不那么可怕。正如我将在本章后续解释的那样，在较富裕的国家也存在类似的现象：这些地方的低收入群体不太可能遵从封锁的指令，同时也更容易受到新冠肺炎的影响。

事后看来，在我们知道的很多地方——至少在新冠肺炎大流行处于高峰期时，不封城的代价可能更高（见图 4-4）。当企业倒闭时，经济状况很糟糕，但如果任由病毒猖獗，造成更多的人死亡，情况可能会更糟。通过拯救生命，封锁可以使经济复苏更快地开始。

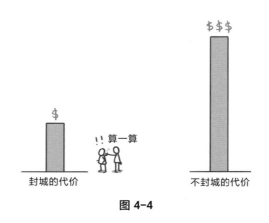

**图 4-4**

## 未来可能不必长期关闭学校

在新冠肺炎大流行时代，如果有一个问题和疫苗一样备受争议，那么一定是能否关闭学校。

在 2020 年 3 月至 2021 年 6 月期间，世界上几乎所有国家都因新冠肺炎而关闭了学校。峰值出现在 2020 年 4 月，当时全球关闭了近 95% 的学校。到 2021 年 6 月，除了 10% 的学校外，所有学校都至少部分重新开放。[5]

支持关闭学校的论点是不可抗拒的。学生之间不断地互动，学校已经被认为是普通感冒和流感的滋生地——在面对其他病原体时又有什么不同呢？教师和工作人员不是冒生命危险去拿工资的，如果让年长的教师在新冠肺炎大流行期间，在没有接种疫苗的情况下亲自授课，那无疑是拿生命冒险。对于这种特殊的病毒，随着年龄的增长，患重症或死亡的风险会增加（见图 4-5）。当你考虑如何分配疫苗和其他工具时，请记住这个重要的因素，稍后我将讨论这个问题。

另外，当学校关闭时，学生在学习上落后了，贫富家庭的孩子之间的成绩差距进一步拉大。联合国预计，新冠肺炎夺走了学

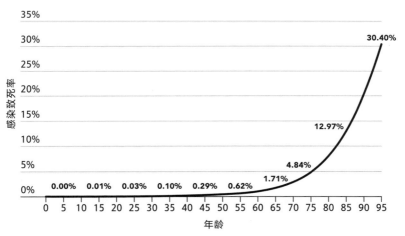

**图 4-5　新冠肺炎对老年人的影响更严重** [6]

注：这张图表显示了2020年死于新冠肺炎的不同年龄的感染者占比。注意老年人的死亡曲线是如何飞升的。

生与教师相处的大量时间，以至于有 1 亿人的学习成绩低于基本技能的最低门槛，需要多年的补救工作才能帮助他们赶上来。[7] 在美国，黑人和拉丁裔三年级学生在课业上的落后程度是白人和亚裔学生的两倍，网络教学让白人学生在数学上落后了 1~3 个月，其他学生则落后了 3~5 个月。[8]

新冠肺炎大流行还暴露了有关远程教育的一个非常荒诞的说法：它可以取代低年级学生的课堂学习。我非常喜欢在线学习，但我一直认为它是对年轻学生和教师面对面学习的一种补充，而不是替代。（在美国，我们通常把远程学习和在线学习交替使用，但其他许多国家通过广播、电视、电子书和在线方式提供课程。）

很少有教师接受过开发远程课程的培训，但随着在线工具包和课程的改进，这种情况将有所改变。在南亚，仍然有很多人没有上网的机会，超过 1/3 的学生被迫待在家里，无法进行远程学习，而许多有上网机会的学生发现这种体验并不吸引人。简而言之，在线学习经历了一场尚未准备好的大考。当它被适当地使用时，我仍然对它的未来感到乐观，并且将在后记中更多地讨论它。

关闭学校后，损失波及的范围远远超出课堂学习。当孩子在工作时间突然居家时，父母不得不争相寻找托管机构。在美国和世界各地，数以百万计的学生依靠学校提供免费和低价的餐食。在学校里，孩子们学习如何与同伴互动，锻炼身体，获得心理健康支持。

不幸的是，最初的一些数据误导了有关关闭学校的争论。在大流行的早期，新冠肺炎病例中儿童感染者较少。挪威的一项研究发现学校中的传播并不多，这导致许多人（包括我）得出结论：儿童不像成年人那样容易被感染。我想，这是一个支持学校继续开放的论点。

但现实并非如此。截至 2021 年 3 月，美国儿童的感染率和患病率与 18~49 岁成年人的感染率和患病率相当，甚至高于 50 岁及以上成年人的感染率和患病率。[9] 最初的结论可能是受到许多学校关闭的影响；孩子们并不是不容易被感染，他们只是被感染的机会较少。而且，他们被感染后不太可能出现症状，或者严重到让父母带他们去做检查的程度——这个问题本可以通过大规模检测来解决。

即使关注到这一点，我仍然认为，综合考虑，在未来的疫情暴发中，长期关闭学校并非必须，特别是如果人类能够在 6 个月内为每个人生产足够的疫苗。一旦疫苗可用，教师应该排在接种队伍的最前面（正如新冠肺炎疫苗最初出现时的做法）。如果像新冠肺炎那样，这种疾病对老年人来说威胁更大，你可能希望把年轻教师和年长教师或与老年人住在一起的教师区分开。（请注意，对 50 岁以下的人来说，与年龄有关的风险下降了很多。）与此同时，许多学校将能够继续开放，同时采取多重预防措施，包括佩戴口罩、保持社交距离和加强通风。一项研究发现，德国重新开放学校并没有导致病例数上升，美国重新开放学校却导致病例数上升，作者们推测德国的减灾措施比美国的更有效。[10]

我想为"不必长期关闭学校"这一观点添加一个前提条件。

如果下一次暴发的疾病具有与新冠肺炎相似的特征，这将是正确的，特别是很少使孩子患上重症的疾病。但是我们必须小心，不要陷入最后的通牒。如果未来的病原体与新冠肺炎的明显不同，例如如果其对儿童的影响严重得多，那么风险／效益的计算可能会发生变化，关闭学校可能是谨慎的做法。我们需要保持灵活性，并一如既往地遵循数据。

另一方面，我确信，为老年人封锁养老院是正确的做法。它挽救了很多人的生命，因为病毒对老年人的致命程度要高得多。同时，我深知，对所有被限制在房间里的人和他们的亲人来说，这种隔离是多么的痛苦和孤独。有些家庭不得不通过紧闭的窗户或通过电话与临终的父母或祖父母告别，这种场景令人心碎。我的父亲于 2020 年 9 月死于阿尔茨海默病，令我感到幸运的是，在他生命的最后几天，他能够在家里、在家人的陪伴下度过。

这些分离给人带来的痛苦是不可估量的，没有人可以用数字来量化不能当面说再见的痛苦。但这项政策拯救了大量的生命，如果情况需要，它将值得再次被采用。

## 在此地行之有效，可能不适用于他处

无论你身在世界的哪个角落，佩戴口罩都能给你同样的保护。遗憾的是，其他许多非药物干预的效果并不普适。它们的有效性在很大程度上不仅取决于何时使用，还取决于在哪里使用。

封锁或隔离就是一个很好的例子。有证据清楚地表明它们能减少传播，并且越严格越能减少病毒传播。但它们并不是在任何地方都同样有效，因为并不是每个人都能遵守规定待在一个地方。

这种差异实际上是可以量化的。一项巧妙的研究使用来自美国各地的匿名手机数据，来衡量居住在不同社区的人居家隔离的情况。[11]（你的手机会定期向服务器发送其所处位置。）

2020年1—3月，生活在美国富人区的人是最活跃的（也就是说，他们出门在外的时间最长），而生活在低收入社区的居民是最不活跃的。

但在3月，随着美国各地开始实施封锁，情况发生了逆转。富人区的人变得最不活跃，而低收入社区的人则最为活跃。原因是：低收入者更有可能无法居家办公，需要外出工作，而且不倾向于使用杂货配送服务。

类似的转变是由人口密度驱动的。在封锁前，最密集的社区，传播率最高。在封锁后，这些社区的传播率最低，而不太拥挤的地区的传播率没有下降多少。当然，这不无道理，当人们一开始就不是近距离生活和工作时，"居家令"自然不会对传播产生太大的影响。

关于国家之间和国家内部的差异，研究人员还得出了其他结论。在有良好的个体接触者数据报告和处理系统的地方，接触者追踪会更有效，不过一旦病例数量增加，追踪就会变得困难重重。保持社交距离和封锁在较发达的国家比在较贫穷的国家效果更好，这与美国贫富地区间居家程度不同的原因相似。在一些国家，封锁可能会适得其反，因为疾病是由移居传播的（例如，从城市的工作岗位返回家乡的社区）。在防控负担不大的地方，可能没有必要进行封锁。当民众完全遵从国家指令时，政府能够严格执行封锁等命令，封锁也会更加有效。

综上，这意味着，没有一个理想的非药物干预组合在任何地方都能同样奏效。环境很重要，防护措施需要根据施行地点量身定制。

## 流感几乎消失了，至少在一段时间内是这样

2020 年秋，随着流感季节的临近，我开始担心，因为每年流感在美国导致成千上万的人死亡，在全球这一数字更是多达数十万，而且几乎都是老年人。[①][12] 更多的人需要住院治疗。在新冠肺炎令全球几乎每个卫生系统都不堪重负或至少对其造成严峻考验的时候，一个严重的流感季节可能是灾难性的。

但 2020 年并没有严重的流感季节。事实上，几乎没有出现流感季节。在 2019—2020 年和 2020—2021 年的流感季节之间，病例数量下降了 99%。2020 年 4 月至 2021 年年底，单一谱系的乙型流感病毒 Yamagata 株在全球范围内几乎绝迹，其他呼吸道病毒感染量也急剧下降。

---

① 每年有多少人感染流感病毒，流感又夺走多少生命，估算的数据差别很大。由于不是所有的流感死亡病例都会上报给疾控中心之类的传染病中心，而且类似流感的症状可能不会在死亡证明上标注，所以死亡人数很可能被低估。

当然，当你读到本书的时候，情况可能已经改变。流感病毒株可能在很长一段时间内消失，然后突然毫无缘由地复发。但是，无论持续时间多长，流感病例总数的大幅下降都是毋庸置疑的，而且只有一个合理的解释：非药物干预联合人们的先天免疫和免疫接种，在减少流感传播方面发挥了巨大的作用。

这是一个好消息，不仅是因为它意味着在 2020—2021 年没有发生灾难性的新冠肺炎—流感双重疫情，也让我们有理由希望，如果未来暴发严重的流感，非药物干预有助于防止它变成大流行。虽然我们可能会遇见一种传染性极强的流感，在没有疫苗的情况下，淹没我们设法控制它的最大努力，但令人欣慰的是，有更多的证据表明，非药物干预对我们今天所知道的常见病毒株是有效的。我们现在有确凿的证据表明，非药物干预在与疫苗搭配使用时，可以帮助我们最终消灭所有流感病毒株。

## 我们应该通过接触者追踪找到超级传播者

在有些国家，如果你的核酸检测结果呈阳性，你可能会接到电话被询问所有你可能接触过的人，他们可能会特别关注你第一次感到不舒服之前的 48 小时（如果你确实意识到了自己生病的话）。这就是所谓的接触者追踪的过程。

尽管在新冠肺炎大流行期间，世界各地的许多人对接触者追踪感到陌生，但实际上这是一种老方法。它对 20 世纪根除天花至关重要，也是 21 世纪抗击埃博拉、结核病和艾滋病病毒的核心战略。

接触者追踪在擅长检测和处理数据的国家效果最好，如韩国和越南，但这两个国家的一些举措在美国都行不通。根据2014年中东呼吸综合征（MERS）暴发后修改的一项法律，韩国政府可以使用来自信用卡、手机和监控摄像头的数据追踪感染者的行动，并确定与他有过接触的人。韩国政府在网上公布了这一信息，但由于地方政府公布了太多有关人们活动的细节，韩国政府不得不对部分数据做出限制。据《自然》杂志报道，一名男子"被错误地指控与他的嫂子有染，因为他们的轨迹地图显示他们曾一起在一家餐厅用餐"。[13]

越南还利用脸书（Facebook）和照片墙（Instagram）上的帖子，以及手机位置数据，作为大规模面对面询问的补充。2020年3月，在对每一位来自英国的乘客进行核酸检测之前，一架来自伦敦的航班抵达河内，机上载有217名乘客和机组人员。4天后，1名出现新冠肺炎症状的患者去医院就诊，检测结果呈阳性。越南当局即当对该航班上的乘客和机组人员进行了追踪，发现了另外16例病例。该航班上的所有人及1 300多名接触者均被隔离，最终有32例与该航班有关的病例。如果当时放任这些乘客和机组人员四处扩散，那么最终的病例就不只有这么一小部分了。[14]

你看了前面两段内容可能会设想：如果有人给我打电话说要追踪接触者，我会拒绝。不是只有你一个人这样想。在北卡罗来纳州的两个县，许多被点名的接触者都没有回复追踪者的询问。而且，在接触到的新冠病毒感染者中，有1/3~1/2的人声称在检测结果呈阳性之前没有与任何人接触过。[15] 但是，接触者追踪往往是阻止疾病传播的一个重要部分，这就是为什么我们必须弄清楚如何在公共卫生机构和公众之间建立信任，以便更多地获取接触者名单。

人们不愿回复的原因之一是担心他们的接触者将不得不被隔离，但幸运的是，并不总是需要对每个接触者进行隔离检疫。在英国，如果学生接触到新冠肺炎患者，有些学校会让他们居家10天，而有些学校则允许他们继续上课，只要他们每天的检测结果均为阴性。事实证明，这种日常检测在预防疾病暴发方面同样有效，无须强制学生待在家里。[16]

而且，即使没有像越南和韩国那样细致地进行接触者追踪，仍然可以是有效的。一般来说，如果在只有一小部分民众被感染时就开始实施该计划，并且确诊病例占大多数，接触者追踪可以将传播减少一半以上。[17]

美国一些州和其他政府推出了智能手机应用程序，帮助识别可能的接触者，但我怀疑这些应用程序是否足够有效，值得投入大量的金钱和时间。首先，它们的实用性受到安装程序的人数限制，因为只有当相互接触的双方都在使用它时，才会被应用程序记录下来。我怀疑大多数使用此类应用程序的人也会遵循封锁的命令，假设如此，你应该会尽量少联系他人，以至于你可能会记住每个接触过的人。对那些真正在居家隔离的人来说，收到一条"嘿，你看到你弟弟了"的信息不会有什么帮助。

在新冠肺炎大流行期间，传统的接触者追踪方式面临的一个挑战是，它没有充分有效地利用资源，因为病毒在每个感染者之间的传播速度并不相同。如果你感染了新冠病毒原型株，你将它传给其他人的概率不是特别高（其中大约 70% 的病例可能没有传染给其他人[18]）。但是如果你真的具有极强的传染性，你的传播范围可能更广。由于一些尚不确定的原因，80% 的新冠病毒早期变异株感染者仅来自 10% 的病例。[19]（对于奥密克戎变异株，这些数字可能会有所不同。在我写作本书的时候，我们还没有足够的数据来了解。）

因此，对于新冠病毒这样的病毒，使用传统方法意味着你将花费大量时间寻找不会传染其他人的人，即从流行病学的角度来说，你会发现自己陷入了多个死胡同。你真正想做的是找到主要矛盾，即相对较少的人，他们引发了最多的感染。

认识到这一方法的局限性，一些国家尝试了一种较新的追踪接触者的方法。[20] 这些国家没有向前推测以找出他们可能传染了谁，而是向后探究，确定患者出现症状前 14 天的接触者，目的是找出可能的感染者，然后看看这个人还可能把病毒传染给了谁。

除非你完成了广泛的检测，可以快速获得结果，并拥有一个便捷的接触者追踪系统，否则反向追踪接触者是很难做到的，在你处理一种快速传播的病原体时，尤其困难，因为从被感染到具有传染性之间没有多少时间。但在实际应用中，这种方法非常有效。日本和澳大利亚等国家的使用经验证明，它在寻找传播早期的新冠病毒变异株的超级传播者方面非常有效。一项研究发现，它预防的病例比传统方法多两三倍。[21]

令人惊讶的是，我们对超级传播者知之甚少。生物学如何解释？是不是有些人比其他人更容易成为超级传播者？当然也有行为方面的因素。在小群体内，超级传播者似乎不比其他感染者构成更大的威胁，但在拥挤的室内公共场所，如酒吧和餐厅，更有可能出现一个或多个超级传播者，他们将有机会传染很多人。超级传播者是需要深入研究的疾病传播谜题之一。

## 良好的通风系统比你想象的更重要

还记得勤洗手、避免触碰面部的建议吗？或者收银员在每次有人用笔签信用卡收据后进行消毒？或者如果你站得离谈话者足够远，你会觉得安全吗？

洗手、清洁签字笔和保持社交距离是好方法：这些大多是良好的健康习惯，有助于阻止病原体的感染，避免流感或普通感冒等。从科学的角度讲，肥皂和消毒剂也确实能破坏冠状病毒的结构，使其失去活性。

相比 2020 年年初，在对抗新冠肺炎两年后，科学家对新冠病毒传播方式的了解日益深入。有一项发现非常引人注目：2020年年初，病毒在空气中停留的时间和传播的距离超出人们的想象。

你可能听说了一些传闻：在澳大利亚悉尼，一个在教堂楼厢上唱歌的 18 岁男子，将病毒传给了坐在 50 英尺①外的 12 个人 [22]；在中国广州的一家餐厅，一个人传染了 9 个人，其中一些人与他坐在同一张桌子旁，也有一些人坐在几英尺外的桌子旁 [23]；在新西兰克赖斯特彻奇，一个住在隔离酒店的人在一名感染者经过房间门口近一分钟后打开房门，仍感染了病毒 [24]。

这些都不是猜测，研究这些病例的工作人员已经严格排除了所有可能传播的方式。一组研究上文提到的广州餐厅的感染病例的科学家使用视频片段数了上千次，发现餐厅的服务员和顾客接触了相同的表面；这个数字还不足以解释所有的病例。同样，上文提到的隔离酒店的病例得到了基因分析的支持：通过研究两名感染者的病毒基因组，科学家确定第二名感染者几乎可以肯定是从路过的人那里感染的。

庆幸的是，新冠病毒在空气中的活力并不高，只能在空气中存活几秒，最长不过几分钟。而导致麻疹的病毒可以在空气中停留数小时。

要理解为什么病毒会通过空气传播，我们需要讨论一下当你呼吸的时候发生了什么。

每当你说话、大笑、咳嗽、唱歌或仅仅是呼气时，就会有物质从口腔内释放出来。我们通常认为自己呼出的是空气，但实际上它包含的远不止这些。你的呼吸中充满了细小的液体，混合了黏液、唾液和其他呼吸道分泌物。

――――――――――

① 1 英尺 ≈ 0.3 米。——编者注

这些液滴按大小可分为两类：较大的被称为飞沫，较小的被称为气溶胶（请不要与罐装的空气清新剂和发胶混淆）。它们之间的分界线通常是 5 微米 ①，这是一般细菌的大小。比它大的就是飞沫，比它小的就是气溶胶。

飞沫较大，通常比气溶胶含有更多的病毒，这使它们成为更好的传播媒介。另外，因为飞沫相对较重，它们会在距离你的嘴或鼻子几英尺处落地。

表面有飞沫附着的物品被称为污染物，飞沫能够传播病毒的时间取决于几个因素：病原体的类型，以及是否为打喷嚏或咳嗽产生（在这种情况下，因为它被黏液覆盖而更受保护）。但研究表明，即使新冠病毒能够存活几个小时，甚至几天，人们因接触污染物的表面而被感染的情况也相当罕见。事实上，即使有人碰巧接触了污染物，这个人被感染的概率也不到万分之一。[25]

得知新冠病毒主要通过空气传播后，大多数专家便认为它是通过飞沫传播的。理论上，这意味着任何距离几英尺远的人，或几秒后共享同一空间的人，都是安全的。但进一步的研究表明，气溶胶也在病毒传播中扮演了重要的角色。它们同样能够携带相当多的病毒，而且由于它们比飞沫轻得多，所以传播得更远，在空气中停留的时间也更长。而且至少有一段时间，新冠病毒在进化，从而更容易通过气溶胶传播——携带阿尔法变异株的人呼出的气溶胶中的病毒是携带新冠病毒原型株的人的 18 倍。[26]

---

① 1 微米 ≈ 0.000 001 米。——编者注

气溶胶被忽视的部分原因是，它们很小，通常干燥得很快，这使得病毒粒子的活性降低。一项利用计算机模拟的研究显示，新冠病毒（尤其是德尔塔变异株和奥密克戎变异株）具有一种电荷，可以吸附肺部的物质，从而减缓气溶胶的干燥过程。[27] 我们需要对传播动力学进行更多的研究，以便迅速了解传播是如何发生的。

根据室内温度、气流和湿度的不同，含有新冠病毒的气溶胶可能传播数英尺。目前还不清楚由气溶胶传播导致的病例比例，但有可能超过 50%。

这一切意味着什么？气流和通风很重要，甚至相当重要。如果可能的话，你应该安装高效的新风系统来去除气溶胶，或者还有一个更简单、更便宜的选择：开窗通风。在乔治亚州进行的一项研究中，在不同的学校，打开门窗并使用风扇稀释空气中的颗粒物可以使新冠肺炎病例减少到此前的 70% 左右，安装了新风系统的学校的病例减少到此前的 50%。

洗手和擦拭物品表面也是有益的，在未来疫情暴发的时候，这可能是你保护自身安全的首选。但在预防新冠肺炎方面，如果你必须在耗费时间和金钱清洁物品或改善空气之间做出选择，那一定是改善空气。

## 保持社交距离是有效的，但6英尺并没有什么神奇之处

我见过无数提醒与他人保持 6 英尺距离的标志，我最喜欢的

标志出现在我打网球的俱乐部，它诙谐地将 6 英尺换算为 28 个网球的宽度（见图 4-6）。世界上有多少人对网球如此痴迷，以至于他们对 28 个网球的宽度的理解比对 6 英尺的理解更透彻？如果你靠得太近，他们会不会说："嘿，你我的距离只有 19 个网球，请后退 9 个！"我想，如果真有这样的人，你会在网球场上找到他们。但是，我经常打网球，我仍不知道 28 个网球的距离是多远。

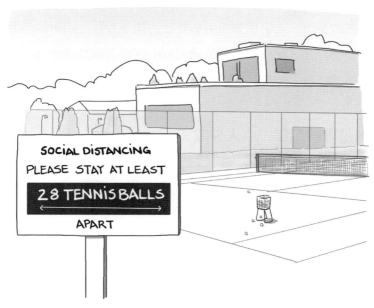

**图 4-6　社交距离——请保持至少 28 个网球的距离**

实际上，6 英尺规则（或 28 个网球规则）并没有什么神奇之处。世界卫生组织和其他许多国家建议保持 1 米（不到 3 英尺）的距离，也有一些国家建议相距 1.5~2 米，也就是约 6.5 英尺。

事实上，并没有绝对的界限表明：在一定距离内，你感染新冠病毒的风险很高，而超过这个距离后，风险为零。这一风险是递进的，它取决于你所处的具体情况：你接触的飞沫有多大，你是在室内还是室外，等等。6 英尺比近距离更安全，但我们不知道到底有多安全。在下一次大流行之前，科学家需要深入研究这个问题，帮助我们了解通风和空气流动的作用，这样我们才能得到更准确的答案。

在此期间，6 英尺是一个值得遵循的规则，除非条件不允许，例如在教室里。人们需要简明、好记的指导方针。如果公共卫生信息的提示是"保持距离，但确切的距离取决于具体情况，可能是 3 英尺，或 6 英尺，或更多"，可能会事倍功半。

## 物美价廉的口罩，令人惊叹

在我看来，发明创造的力量是世界发展的核心，但是在现实中，不可否认，我们可能永远无法设计出一种比在一块廉价的材料上缝上两条弹性带子更便宜、更有效的方法来阻止呼吸道病毒的传播。

通过推广口罩的使用来控制疾病的理念朴实而悠久，可以追溯到 1910 年，当时，医学领域先驱伍连德医生应中国政府要求，领导应对满洲里地区暴发的鼠疫，该地区位于中国东北部。[28] 鼠疫的致死率为 100%，也就是说，每个感染者都会死亡，有的甚至在 24 小时内就会死亡。当时，鼠疫被认为是通过生活在老鼠身上受感染的跳蚤传播。

伍连德医生认为，病原体不是通过啮齿类动物传播的，而是通过空气传播，他坚持要求医务人员、病人甚至普通民众都佩戴口罩。他说对了一部分，实际上，你可能被老鼠携带的跳蚤传染，但更危险的情况是，当病原体感染了患者的肺部，会继而通过空气传播给其他人。尽管这次的疫情暴发导致了 6 万人死亡，但大家一致认为，伍连德医生的策略阻止了疫情的进一步恶化。他被誉为民族英雄，在很大程度上，由于他的领导，在中国，口罩用以预防疾病、空气污染，或两者兼具，人们对此习以为常。即使新冠肺炎没有发生，佩戴口罩也仍是当今中国社会习惯的一部分。

正如中国专家一开始对 1910 年的鼠疫传播方式存在误解，大部分西方科学团体对新冠肺炎的传播方式也存在误解。（2020年 3 月，中国疾控中心主任高福院士表示："美国和欧洲最大的错误是人们没有佩戴口罩。"）

对许多关注病毒传播方式的人来说（至少对许多美国人来说），是否佩戴口罩的争论被一起事件平息，这个实例发生在密苏里州斯普林菲尔德的一家理发店，两名理发师感染了新冠病毒。[29]

2020 年 5 月，两名理发师都出现了症状，核酸检测结果呈阳性。记录显示，他们接触了 139 名顾客。但在理发时，每个人都佩戴了口罩，因此没有顾客出现症状。

是因为理发师没有传播病毒吗？不是。其中一位理发师在店外有 4 名密切接触者，而接触时理发师并未佩戴口罩，最终这些人出现了症状，检测结果呈阳性。至此，这一问题迎刃而解。有如一组精良的理发剪，口罩确实剪断了病毒的传播。

发生在斯普林菲尔德的事件表明，佩戴口罩实际上可以起到两个作用：防止感染者传播病毒，以及保护健康者免受感染。第一个功效被称为源头控制，几乎任何类型的口罩都有助于源头控制，至少对许多病毒来说是这样。布质口罩和医用口罩都能在你咳嗽时阻止大约 50% 的颗粒物释放，同时佩戴的话，可以阻止 85% 以上的颗粒物。[30]

佩戴口罩的第二个功效是保护人们免受感染，如果戴得不贴合，就有些危险。根据一项研究，如果你佩戴的医用口罩太过宽松，即使坐在距离未戴口罩的病毒感染者 6 英尺远的地方，口罩只会降低 8% 的暴露风险。而佩戴双层口罩的效果明显，可使你的暴露风险减少 83%。

切实的保护得益于全体佩戴口罩，即两个人都戴了双层口罩，或者提高医用口罩的贴合度，可以降低 96% 的暴露风险。这是一种非常有效的干预方法，只需花费几美分。

顺便说一下，一些用来完成此类检测的实验非常有创意。一个研究小组填充了人体模型的头部，以模拟人类头骨的鼻腔，将其置于 5 英尺 8 英寸 [①] 的高度——接近全球男性的平均身高，并将其连接到抽烟机和抽气筒上。然后，他们测量了人体模型在不同场景下咳嗽时飞沫传播的距离：口鼻没有遮盖，或用 T 恤衫制

① 约 1.72 米。——译者注

成的手帕遮盖，或用折叠的手帕遮盖，或用缝制的口罩遮盖。[31]另一组研究人员将两个人体模型放在一起，模拟其中一个人咳嗽，然后测量有多少颗粒物被另一人接触到。[32]

双层口罩之所以效果好，是因为它迫使口罩更紧密地贴在面部。更高质量的 N95 或 KN95 口罩被称为防护口罩，本身设计就可以做到这一点。① 一项研究发现，贴合适当的防护口罩的有效性是贴合紧密的医用口罩的 75 倍，甚至佩戴宽松的防护口罩的有效性仍是紧密贴合的医用口罩的 2.5 倍（见图 4-7）。[33]（你或许想知道防护口罩的名字的由来，95 指的是在检测中，使用人类吹气的最大力量，防护口罩的材料可以阻挡 95% 的细小颗粒物，而字母 N 代表头戴式，KN 代表耳带式。）

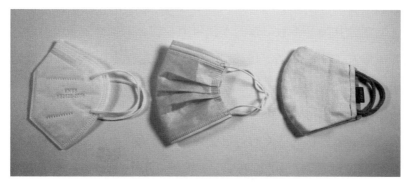

**图 4-7  不同类型的口罩**[34]

注：左边的是KN95防护口罩，它能很好地保护你和你周围的人，免受高传染性病毒的感染。医用口罩（中）和布制口罩（右）同样有效，特别是当每个人都佩戴口罩时。

———————

① 在世界其他地区，类似的防护口罩可能被称为 FFP2、KF94 或 P2。

在新冠肺炎大流行的早期，当医院和诊所的防护口罩紧缺时，重要的是保证将有限的供应储备给那些冒着生命危险治疗患者的医务人员。但是当我写作本书的时候，距第一例病例被发现已经两年，口罩供应不再是限制因素，所以没有充分的理由说防护口罩还没有普及到美国的每个人。（有些国家，比如德国，要求民众在公共场所佩戴防护口罩。）随着新冠病毒的传染性越来越强，这就成为一个更严重的问题：木桶效应——一只木桶能装多少水取决于它最短的那块木板，只有足够多的人佩戴口罩，才能阻止疫情暴发。

不幸的是，在美国，对戴口罩的抵制情绪几乎和口罩本身一样历史悠久。在 1918 年大流感期间，就在伍连德医生的突破性发现几年后，美国的几个城市施行了戴口罩的规定。在旧金山，任何在公共场合不戴口罩的人都可能被罚款或被判入狱。[35] 整个城市爆发了抗议活动。1918 年 10 月，一名拒戴口罩者用一袋银币殴打一名卫生检查员，起因是检查员坚持要求他佩戴口罩。随后，检查员拔枪将其击中。①

世事多舛，在这中间的一个世纪里，美国人并没有逐渐接受口罩。2020 年的抗议活动几乎与 1918 年的一样强烈，偶尔也会暴力相向。

正如中国疾控中心主任高福院士所说，忽视口罩的价值确实是大流行期间所犯的最大错误之一。如果每个人都早早地戴上口

---

① 最终两人都活了下来。据《纽约时报》报道："这名拒戴口罩者被控扰乱治安、拒捕袭警，检查员被控使用致命武器攻击他人。"

罩，如果全球有足够的供应来满足需求，就会极大地遏制新冠病毒的传播。一位公共卫生专家在某次晚餐时对我说："如果每个人都戴上口罩，你的这本书将是一本非常简短的书。"

佩戴口罩的好处现在已经在世界各地得到证实。在新冠肺炎大流行初期，日本对佩戴口罩非常重视，再加上该国在反向接触者追踪方面的努力，到 2021 年年底，日本的超额死亡率保持在非常低的每百万人 70 人（当时美国的这一比率约为每百万人 3 200 人）。在孟加拉国，研究人员进行了一项研究，涉及 600 个村庄的近 35 万名成年人，以观察公共信息对佩戴口罩的影响。第一组（大约 50% 的人）得到了免费的口罩（有些是布制口罩，有些是医用口罩），获知了使用口罩重要性的信息，并得到当面提醒及宗教和政治领导人的鼓励，第二组没有得到这些东西。两个月后，第一组中正确使用口罩的比率高达 42%，而第二组仅为 13%。第一组的新冠病毒感染率较低，即使在 5 个月后，他们仍然更有可能使用口罩。[36]

所有这些都可能使生活变得有点儿烦琐，但要记住的关键一点是，口罩是有效的。布质口罩和医用口罩非常有效，特别是当每个人都佩戴它们时。在身处高风险环境、面临高传染性病毒的情况下，防护口罩更好。口罩和防护口罩一直以来都很便宜，而且比我们迄今为止拥有的任何疫苗或药物都更有效。

人们戴口罩的社会标准是否会因新冠肺炎而发生很大变化，这将是一件有趣的事情。2020 年 3 月，我在身体不舒服的时候参加了一个面对面的会议。因为疾控中心当时没有建议佩戴口罩，所以我没戴。幸运的是，我后来发现自己得了流感，而不是新冠肺炎，但我感到很愧疚，因为我有呼吸道感染的症状，却没有采取任何可能减少传播机会的措施。如果是现在，我要么以线上方式参加那场会议，要么会戴上口罩出席。

但这种做法会产生深远的影响吗？很难说。我猜，大多数美国人最终会回到不戴口罩参加会议、观看大型体育赛事的状态。因此，我们需要让人们知道，如果你有呼吸道感染的症状，就要戴上口罩，而且一旦有问题出现的迹象，我们就需要将公共预警系统调整为高度警戒状态。这可能会阻止疫情暴发演变为大流行。

第五章

# 快速找到新的治疗方法

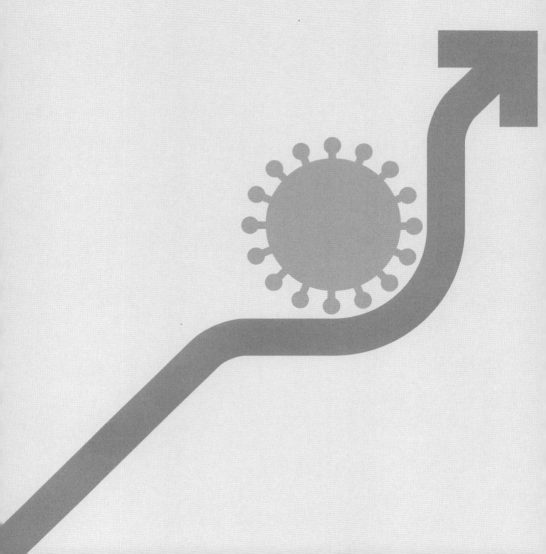

早期，关于新冠肺炎的谣言和错误信息似乎比病毒本身传播得还快。2020 年 2 月，也就是世界卫生组织将新冠肺炎定性为大流行的一个月前，世界卫生组织就已经在着手应对有关据称可以治愈或预防这种疾病的各种物质的虚假声明。世界卫生组织总干事说："我们不仅仅是在与流行病做斗争，我们同时在与信息流行病做斗争。"[1] 世界卫生组织的网站开辟了一个破除谣言的板块，这部分内容必须不断更新，以驳斥虚假信息。

仅 2020 年上半年，医生们就不得不驳斥多种治疗新冠肺炎方法的谣言，其中包括下列治疗方法[2]：

· 黑胡椒粉
· 抗生素（新冠肺炎是由病毒引起的，抗生素不会影响病毒）
· 补充维生素和矿物质
· 羟氯喹

· 伏特加

· 青蒿素


虽然这些物质对新冠肺炎没有任何治疗效果，但我可以理解为什么人们愿意相信它们有效。其中一些是正当的医疗干预措施：羟氯喹被用于治疗疟疾、红斑狼疮等疾病，伊维菌素是治疗人类和其他动物身上的寄生虫病的药物。显然，一种药物可以治疗一种疾病并不意味着它对治疗新冠肺炎有效，但是希望它起效也在情理之中。

我甚至可以理解，为什么人们会被那些更接近民间的疗法而非现代医学的疗法所吸引。当一种可怕的未知疾病正在全球蔓延，而我们的手机每天甚至每小时都在向我们推送骇人的最新进展时，在任何你能找到的地方寻找即时帮助是一种本能，特别是当没有科学证明的治愈方法来满足治疗需求时，流传的替代方法又唾手可得——可能已经在你家的浴室柜里或厨房水槽下。

当然，人们盲目而固执地幻想疾病容易被治愈并不稀奇。当人类意识到濒临死亡，希望寻找方法来抵御死神时，很可能会采取此类行为。但是，当今，医学领域的错误信息比以往任何时候都更危险，因为它可以比以往更快、更远地传播，给许多相信它的人造成悲剧性的后果。

我不知道有什么办法可以完全解决这个问题，但我确实认为，如果科学能够更早地找到一种实际的治疗方法——一种人人都能理解为合理治疗的方法，并在世界各地广泛使用的话，关于新冠肺炎的错误观点就会更少。

在新冠肺炎大流行的早期，这就是我认为一定会实现的事情。我相信最终会研发出一种疫苗，但我预计有效的治疗方法会在疫苗之前出现。并不是我一个人这样想，我认识的大多数公共卫生界人士都有同样的想法。

不遂人愿，事实并非如此。安全、有效的新冠肺炎疫苗在一年内问世——这是一个历史性的壮举，我将在下一章中着重介绍。相比之下，能够让感染者不必涌入医院的治疗方法却迟迟没有出现。

这并不是因为没有付诸努力。几乎从第一天起，医生就开始超说明书标注的范围使用羟氯喹，也就是说，开处方的目的与批准的用途不同。早期的报告表明，羟氯喹可能对新冠肺炎有效，美国食品药品监督管理局给予临时绿灯，即紧急使用授权。

对羟氯喹的早期研究证据来自实验室，实验人员研究了其对非洲绿猴肾细胞的影响。由于病毒在这种细胞中复制得非常快，所以它通常被用来筛选潜在的抗病毒药物。事实上，这种方法确实使一些有前途的治疗方法崭露头角，例如抗病毒药物瑞德西韦。

早期研究发现，羟氯喹能够阻断新冠病毒进入该细胞的一个途径，这表明它可能对人类有同样的作用。数百项临床研究试图重复这些看似有希望的结果，但在 6 月初，英国的一项权威的随机研究发现，羟氯喹对因新冠肺炎住院的患者没有任何好处。[3] 10 天后，美国食品药品监督管理局撤销了对羟氯喹的紧急使用授权，两天后，世界卫生组织从一项正在进行的试验中去除了羟氯喹。

事实证明，问题在于病毒进入人类细胞的途径与羟氯喹阻断其进入绿猴肾细胞的途径并不相同，所以预期的结果并没有从动物身上转移到人类身上。就治疗新冠肺炎而言，对这种药物的研究走进了一条死胡同。与此同时，羟氯喹热潮引发了对这种药物的抢购，导致难以供应给许多需要它治疗红斑狼疮和其他慢性疾病的患者。[4]

到 2020 年夏，地塞米松已成为新冠肺炎重症患者的主要治疗药物，研究发现，它能将住院患者的死亡率降低近 1/3。[5] 地塞米松是一种自 20 世纪 50 年代以来一直在使用的类固醇，它对新冠肺炎的治疗作用与直觉相悖：抑制免疫系统的防御功能。

为什么要抑制你的免疫系统？因为一旦你度过了感染的早期阶段，新冠肺炎最大的威胁实际上并不来自病毒，而是来自病毒触发的人体免疫反应。

对大多数人来说，免疫系统能够在被感染后的五六天内减少体内的病毒量，但随后它变得异常活跃，以至于能够引发一种被称为细胞因子风暴的极端炎症反应——一种导致血管向各重要脏器大量输送液体的信号风暴。（在新冠肺炎病程中，肺部损伤是一个关键问题。）这种血管内液体的流失也可能导致危险的低血压，反过来又可能进一步导致脏器的衰竭和死亡。是你的身体对入侵病毒的过度反应引发的病症。

地塞米松是一个重大的成功。它是有效的，易于提供，比任何替代品都便宜，甚至在许多发展中国家也能广泛获得。（事实上，早在新冠肺炎大流行前，世界卫生组织就认为它是可供孕妇使用的基本药物。）在证明其效果良好后不到一个月，非洲医疗用品平台（向非洲国家捐献 LumiraDx 检测设备的组织）已经获得足够治疗非洲联盟近 100 万人的药品，联合国儿童基金会也预先购买了用于治疗 450 万名患者的药品。[6] 英国研究人员估算，到 2021 年 3 月，地塞米松已经在全世界拯救了多达 100 万条生命。[7]

即便如此，这种药物也有它的缺点：主要是，过早使用会使免疫反应失效，那时人体免疫反应需要达到最大强度以阻止病毒复制。当这种情况发生时，更容易出现并发症和机会性感染。印度的第二波新冠疫情伴随着一种可怕的致命性疾病的病例激增，这种疾病被称为毛霉菌病，也被称为"黑霉"，有些人的肺里有这种真菌，但它被免疫系统压制住了，而当他们的免疫系统被抑制，毛霉菌便开始繁殖释放并导致毛霉菌病。在大多数国家，几乎没有人感染这种真菌，所以这个问题主要出现在印度。

为了找到另一种可能有帮助的现有药物，研究人员尝试了几十种现有的潜在治疗方法。例如，有多种方法可以从疾病治愈者的血液中提取抗体，并将抗体直接注射给发病期的患者，这种方法被称为治愈者血浆。万般无奈，这种方法不够高效，或者说不够实用，不足以在新冠肺炎患者中广泛使用。瑞德西韦是一种抗病毒药物，在猴子细胞中展现了潜力，最初开发它是为了对抗丙型肝炎和呼吸道合胞病毒，早期研究表明，它对治疗住院患者效果甚微，不值得推广让更多患者使用。（使用方法也很烦琐：需要每天注射五次！）然而，随后的一项研究表明它可能对轻症患者治疗效果显著，这表明一种产品在正确的时间接触到正确的人才能物尽其用。[8] 即便如此，瑞德西韦的治疗方式烦琐，需要在病程早期静脉注射三天，所以找到一种可以吸入或口服的改良药物非常重要。

虽然治愈者血浆没有成功治疗新冠肺炎，但我希望我们能在另一种方法上有更多的运气，即给患者注射抗体。这种抗体被称为单克隆抗体，简称为单抗，它的效果非常好，因此，在 2020 年 11 月获得了对新冠肺炎病例的紧急使用授权——仅在第一批疫苗问世前的一个月。

大多数抗病毒药物的原理是阻止病毒占领健康的细胞，或者阻止病毒占领细胞后的复制。单克隆抗体的目标是消灭病毒，这与人体免疫系统产生的一些抗体作用相同。（抗体是具有可变区域的蛋白质，使它们能够抓住病毒表面特有的形状。）为了制造单克隆抗体，科学家们要么从人类的血液中分离出一种强大的抗体，要么使用计算机建模来制造一种能捕获病毒的抗体，然后他们将其克隆数十亿次。这种从单一抗体克隆产生的抗体被称为单克隆抗体。

如果你感染了新冠病毒，并在合适的时间获得了抗体（如果它们适应你的变异株），它们可以将你最终住院的风险降低至少 70%。[9] 在新冠肺炎大流行初期，我对单克隆抗体抱有很高的期望，以至于盖茨基金会出资为贫穷国家的高风险患者预留了多达 300 万剂的单克隆抗体。但我们很快就发现，单克隆抗体不会改变新冠肺炎的游戏规则：贝塔变异株在非洲广泛流行，它的形状已经发生足够大的变化，以至于我们支持的抗体不再能够有效抓住它以提供帮助。我们本可以重新开始研发另一种对新变异株有效的单克隆抗体，但生产这种抗体需要三四个月的时间，这将使它难以跟上新冠病毒进化的速度。

在未来，可能会有更好的方法生产抗体，以缩短准备时间，这样我们就可以更快捷、成本更低廉地获得单克隆抗体。而且，我们应该寻找靶向病毒中不太可能发生变化的区域的抗体。就在我写本书的时候，一种从非典型肺炎患者身上分离后改良得到的抗体——索特罗维单抗，已经显示出对所有已知的新冠病毒变异株都有效，这让我们有理由期望科学家们创造出对病毒家族广泛有效的抗体。

随着较富裕的国家试图推出单克隆抗体疗法，其缺点也变得越发明显。新冠病毒抗体的制造成本很高，它们需要依赖设备将其注入血液以起效，而且它们只能帮助那些能够在感染早期发现的患者。在发展中国家，缺乏设备是一个重大问题。尽管我们仍在支持大量针对其他疾病的单克隆抗体的研究工作，但是基于上述问题，我们取消了对新冠病毒单克隆抗体的投资，并增加了对抗病毒药物的关注，特别是那些患者可以口服而不必静脉注射的药物。

发现并确认新冠病毒后，许多研究人员就开始寻找治疗的圣杯：一种廉价的、易于使用的、对不同变异株有效的、能够在人们患重症之前帮助他们的抗病毒药物。2021 年年底，其中一些努力得到了回报，虽然没有理想中的那么快，但仍然有时间发挥其巨大的影响。

默克及其合作伙伴开发了一种新型抗病毒药物——莫那比拉韦，可口服，并被证明能显著降低高危人群患重症或死亡的风险。事实上，这种药物的效果非常好，以至于临床试验被提前终止。（这是临床试验中的一种常见做法：如果有明确的证据表明药物是成功的，在这种情况下，没有得到药物的参与者接受了明显不公平的治疗，那么继续试验便是不道德的，他们就会提前结束试验；如果有明确的证据表明药物是失败的，在这种情况下，接受药物治疗的参与者则受到了较差的治疗。）

很快，第二种口服抗病毒药物奈玛特韦片／利托那韦片（辉瑞公司生产）的研究也被终止，因为这种药物效果很好。奈玛特韦片／利托那韦片被用于高危患者，在症状出现后不久用药，与一种延长其效果的药物联合使用时，它能将重症或死亡的风险降低近90%。[10]

到2021年年底公开这些新发现的时候，全球很大一部分人口已经至少接种了一剂疫苗。但这并不是认为治疗方法不重要的理由，在新冠肺炎大流行或其他疾病暴发中都是如此。把疫苗看作演出的主角，而把治疗方法看作可以跳过的开场表演，这是错误的。

回想一下时间线。在下一次大流行中，即使人类能够在100天内研制出针对一种新病原体的疫苗，也需要很长时间才能让大多数人接种疫苗。如果你需要两剂或更多的剂量来获得全面和持续的保护，情况就更是如此。如果这种病原体的传染性和致命性特别强，数万人或更多的人可能会在没有治疗药物的情况下死亡。

根据病原体的不同，我们可能还需要方法消除其产生的长期影响。例如，在感染新冠病毒几个月后，一些人持续出现可怕的症状：呼吸困难、疲劳、头痛、焦虑、抑郁，以及后来被称为"脑雾"的认知问题。新冠肺炎并不是第一个具有此类持久影响的疾病；一些科学家认为，类似的症状也可能与其他病毒感染、创伤或在重症监护室治疗有关。尽管如此，研究人员已经证明，即使是新冠肺炎轻型病例，也会在几周后引发炎症，而且它的影响不仅限于肺部，还会影响神经系统和血管。考虑到这些已知的症状，我们需要更深入地研究新冠肺炎，这样我们才能帮助现在正在遭受疾病的人，如果下一次重大疫情暴发也持续这么久，我们也需要有消除这些症状的方法。

即使有了疫苗，我们仍然需要有效的治疗方法。正如我们在新冠肺炎大流行中看到的那样，并不是每个可以接种疫苗的人都会选择接种。除非疫苗能完全防止突破性感染，否则接种过疫苗的人仍有可能患病。如果出现了疫苗无法保护的变异株，我们将希望在疫苗被优化之前拥有治疗方法。并且，治疗方法联合非药物干预措施可以减轻医院的压力，从而避免医院人满为患，最终导致一些本来不会死亡的患者逝去。

通过足够有效的治疗方法，患重症和死亡的风险将会降低（在某些情况下显著下降），各国可以放松对学校和商业的限制，减少对教育和经济的影响。

更重要的是，想象一下，如果我们能够再向前迈出一步，将检测和治疗连接起来，人们的生活将会发生怎样的变化？任何有可能表明出现新冠肺炎（或其他引发大流行的病毒）早期症状的人，都可以走进世界任何地方的药店或诊所接受检测，如果结果呈阳性，就带一盒抗病毒药物回家。若供应有限，将优先供给高危人群。

所有这些都是为了说明：在疫情暴发时，治疗方法至关重要。我们很幸运，科学家们以最快的速度研制出了新冠肺炎疫苗。如果他们没有成功，而且考虑到大流行的前两年在有效治疗方面进展缓慢，死于新冠肺炎的人可能会更多。

为了了解我们如何能够避免新冠肺炎大流行类似事件的发生，我们需要认识一下治疗药物领域：它们是什么、它们如何从实验室进入市场、为什么它们没有在新冠肺炎大流行的早期表现得更好，以及创新研发如何创造条件使药物在未来更高效。

我们通常认为药物是神秘而复杂的，实际上，最常用的药物却非常简单，即由碳、氢、氧和其他元素组成的集合体，只需用高中化学知识就能描述出来。就像水是 $H_2O$，盐是 $NaCl$ 一样，阿司匹林的分子式是 $C_9H_8O_4$，泰诺是 $C_8H_9NO_2$。它们归属于一类被称为小分子的药物，因为这些分子的质量非常小。

小分子药物有几个优点，使得它们在疫情暴发时特别有吸引力。一是它们的化学结构很容易描述，更容易制造；二是由于它们的大小和化学性质，它们不会被人类的消化系统分解，所以可以当作药片服用（这就是为什么你从来没有注射过阿司匹林）；三是它们大多数可以在室温下保存，并且保质期很长。

大分子药物在任何方面都更复杂。例如，单克隆抗体的大小是一个阿司匹林分子的 10 万倍；如果你吞下它们，大分子会被消化系统分解，它们需要被注射或通过静脉滴注给予。这意味着你需要医务人员和医疗设备来确保它们被正确使用，还需要在感染者治疗时隔离他们，避免他们把病毒传染给环境里的其他人。大分子药物还需要更复杂的生产过程——它们是用细胞生产的，这意味着它们更昂贵，而且大批量生产需要更多的时间。

简而言之，在疫情暴发期间，在其他条件相同的情况下，我们更倾向于使用小分子药物而非大分子药物进行治疗。但是，我们可能无法找到一种对特定病原体有效的（或不会产生不良反应或副作用的）小分子药物，因此，在大流行防控计划中，我们应该准备好平行推进小分子药物和大分子药物治疗。在未来 10 年里，我们可以进行研究和开发，以便在发现潜在的大流行时，以精简的步骤、低廉的生产成本提供治疗方案。

我们还需要提供其他挽救生命的工具，这些工具不一定是药物，但确实能尽可能帮助患者维持生命，让他们的身体康复。氧气就是一个最好的例子：根据世界卫生组织的数据，2021 年年初，大约 15% 的新冠肺炎患者病情严重，需要吸氧。[11]

氧气是卫生系统的重要组成部分，它被用于肺炎的治疗和早产儿的照护等情况，然而发达国家在新冠肺炎大流行期间出现了氧气短缺，低收入和中等收入国家的情况更为糟糕。一项调查发现，发展中国家只有 15% 的卫生机构配备氧气设备，而且这些设备中只有一半是可以使用的。每年都有成千上万的人因为无法获得医用氧气而死亡——这还是在新冠肺炎大流行之前。[12]

世界银行的卫生专家伯纳德·奥拉约（Bernard Olayo）正为此做出努力。21 世纪第一个 10 年的中期，伯纳德·奥拉约从医学院毕业后在家乡肯尼亚的一家乡村医院工作，那里有许多感染了肺炎、需要吸氧治疗的孩子。但是，氧气永远不够用。通常情况下，几位病人不得不共用一个氧气瓶。当氧气不足时，奥拉约和他的同事不得不艰难地决定谁得到氧气、谁得不到氧气，这是一个令人肝肠寸断的选择，往往意味着一个孩子能活下来，而另一个孩子会死去。

奥拉约开始研究，为什么像氧气这样看似普通的东西在肯尼亚如此紧缺。他了解到，一个问题是，整个肯尼亚只有一家氧气供应商，由于缺乏竞争，供应商可以制定极高的价格（当时，肯尼亚的氧气价格大约是美国的 13 倍）。此外，在肯尼亚，许多医疗机构距离最近的氧气厂都有数百英里，这导致了另外两个问题：运输成本进一步推高价格，糟糕的路况延长了交付时间。新的补给经常被推迟，有时甚至根本无法送达，医院和诊所的氧气供应时常难以为继。

2014 年，奥拉约创建了一个名为"Hewatele"（斯瓦希里语，意为"充足的空气"）的组织，希望找到新的方法。在国际和当地投资者的资助下，Hewatele 在肯尼亚几家最繁忙的医院建造了制氧厂，这些医院对氧气的需求量大，而且有可靠的电力保障。Hewatele 设计了一种送奶员模式：氧气瓶由专员定期送到偏远的医院和诊所，空瓶回收后重新罐装。采用这种新方法，Hewatele 已经将肯尼亚氧气的市场价格压低了 50%，并惠及了大约 3.5 万名患者。就在我写本书的时候，奥拉约正致力于建设更多的氧气厂，并将 Hewatele 的商业模式推广到非洲其他地区。[13]

除了需要氧气，病情严重的患者可能还需要插管，即在他们的气管里插上一根管子，使用呼吸机帮助他们呼吸。在个别情况下，人们的肺可能会严重受损，以至于他们自身不能再为血液提供氧气，而需要借助机器。正如在新冠肺炎大流行前，仅仅是医用氧气都在许多低收入国家异常紧缺，可想而知，与氧气操作、生产相关的医疗专业知识和设备更是如此。大流行使这一问题雪上加霜。

本书反复强调的一个主旨是，我们不必在预防大流行和更广泛地改善全球卫生之间做出选择——它们是相互促进的。这是一个典型的示例：如果我们能更好地为世界卫生系统配备氧气和其他工具，就像 Hewatele 正在做的那样，那么更多的医务工作者应对肺炎和早产等日常问题时，就能用上他们需要的设备。在危急关头，比如一场有可能演变成大流行的疫情暴发期间，他们将能够使用这些设备和他们的专业知识来拯救生命，并阻止这种疾病压垮整个卫生系统。二者相辅相成，彼此使对方变得更加强大。

治疗疾病对人类来说并不是什么新鲜事。使用根茎、草药和其他天然成分作为治疗手段的做法可以追溯到古代。大约9 000年前，石器时代的牙医（地点大约在当今的巴基斯坦）用火石碎片在病人的牙齿上钻孔。[14] 大约5 000年前，古埃及医生、科学家伊姆霍特普为200种疾病的治疗方法编制了目录。2 000多年前，希腊医生希波克拉底曾开出一种处方，他从柳树皮中提取了阿司匹林。[15]

但只是在最近几个世纪里，我们才能够在实验室里合成药物，而不是从自然界中提取。一种最早的合成药物是在19世纪30年代发明的，当时几位科学家和医生独立工作，都成功地制造出了氯仿。氯仿是一种强大的麻醉剂和镇静剂，用途广泛，它帮助维多利亚女王熬过了分娩的痛苦。

有时一种药物的发明依赖于一些科学家的潜心研究，但有时药物的发现纯粹是偶然的。就像1886年，斯特拉斯堡大学的两个年轻的化学专业学生意外揭秘了一个他们并未指望能解决的问题。[16] 他们的导师正在研究一种叫作萘的物质是否可以用来治疗人类肠道蠕虫引发的病症，这种物质是制造焦油的副产品。这两个学生使用萘产生了惊人的结果：虽然它没有除掉蠕虫，但确实让人退烧了。戏剧性的是，经过进一步的调查，他们发现他们根本没有使用萘，而是使用了药剂师误递给他们的一种当时还不知名的药物——乙酰苯胺。

很快，乙酰苯胺作为一种治疗发热和镇痛的药物出现在市场上，但很遗憾，医生发现它有一个副作用：它会使一些患者的皮肤变蓝。经过进一步研究，他们了解到可以从乙酰苯胺中提炼出一种物质，它具备所有的药效，还不会导致皮肤变色。它就是扑热息痛，美国人将它称为对乙酰氨基酚，它是泰诺、惠菲宁和埃克塞德林等十几种药品的有效成分，现在你的医药柜里可能就有这些药品。

即使在现代，药物的发现仍然要依靠高水平的科学和可遇不可求的运气。然而，当疫情似乎朝着大流行的方向发展时，无暇指望运气。寻找并检验治疗方法的需求迫在眉睫，我们要比为新冠肺炎所做出的反应更快。

假设我们处于这样的情况：有一种新的病毒看起来可能会在全球传播，我们需要一种治疗方法。科学家将如何研制抗病毒药物呢？

第一步是绘制病毒的遗传密码——基因序列，然后利用这些信息找出哪些蛋白质在病毒的生命周期中至关重要，这些必需的蛋白质被称为靶标。从本质上讲，对治疗方法的研究就是要找到能够阻止靶标正常工作的东西，从而击败病毒。

直到 20 世纪 80 年代，研究人员开始试图寻找具有广阔前景的化合物。彼时，由于对靶标的认识尚不明晰，他们不得不四面出击。他们会基于已知，做出最合理的猜测，并用实验来验证自己的猜测是否正确；大多数情况下，可能无功而返，然后寻找下一个分子，循环往复。但是在过去 40 年里，随着一个名为"结构导向的新物质创制"的领域兴起，用来识别正确药物的工具已经有很大的进步。

在结构导向的新物质创制中，科学家无须在实验室里检测每种可能的化合物，而是通过计算机编程来创建病毒中有助于其运作和生长的部分的三维模型，然后设计出攻击这些靶标的分子。将化合物的研究从实验室试验发展为在结构指导下的发现，就像在计算机上下棋而不是在棋盘上下棋——游戏仍然会进行，只不过不是在物理空间中。就像下棋一样，随着计算机处理能力的提高和人工智能的进步，结构导向的新物质创制也变得更加精确。

辉瑞公司在2021年年底宣布上市的抗病毒药物奈玛特韦片/利托那韦片便是基于这一技术。科学家们已经知晓新冠病毒是如何劫持人体细胞上的靶标来进行更多的自我复制，这里靶标指的是指导蛋白质合成的氨基酸序列。借由上述了解，他们设计了一种分子，其运作方式类似卧底警察在采取密谋已久的收网行动。它模拟了新冠病毒依赖的大部分氨基酸序列，并将关键部分的序列删除，从而破坏病毒的生命周期。病毒的生命周期中有几个阶段可以成为我们破坏的目标。迄今为止，抗艾滋病病毒的药物种类最多。我们已针对每一阶段研发出多种抗病毒药物，若将三个阶段的药物联合使用，病毒将无力回天。

尽管科学家现在可以在计算机上快速地进行虚拟实验，但有时他们仍然需要回归现实，进行验证试验：在实验室里将一种化合物与来自病毒的蛋白质混合，然后查明发生了什么。但技术的更新同样在改变这一方法。

在一个被称为"高通量筛选"的过程中，自动化的机器可以同时进行数百个试验，混合不同的化合物和蛋白质，然后使用不同的方法衡量反应效果。通过高通量筛选，该领域的公司现在可以在几周内检测数百万种化合物，而这项任务通常需要一个人工团队花费几年时间才能完成。许多大型制药公司已经收集数百万种化合物；每个化合物集合都是一个文库，可以设想为一个图书馆，那么高通量筛选可以快速地、有条理地从书架上的每本书中搜索到相关的单词。

而且，即使没有找到一个完美的答案，"现有的化合物中，没有一个看起来像是有效的治疗方法"也是一条有用的信息。现有化合物被排除得越早，科学家就能越快地投身于研发新的分子。

无论采用何种方法，一旦发现有希望的化合物，科研团队就将对其进行分析，以确定其是否值得进一步研究。如果需要的话，另一个群体（药物化学家）将尝试优化化合物，这个过程有如挤压气球的过程。他们可能会通过一些方式对化合物进行改造，使其效力更强，但随后发现，更强的效力也可能使其毒性更强。

一旦他们在探索阶段找到一个有希望的候选药物，他们将在临床前阶段花费一两年的时间，研究候选药物在有效剂量下是否安全，以及它是否真的可以在动物身上产生预期的反应。知易行难，因为动物对药物的反应与人类不尽相同，找到合适的动物模型并非像听起来那么容易。针对这一点，研究人员有个说法："老鼠会撒谎，猴子会张大其事，雪貂和黄鼠狼一个样。"

如果在临床前阶段一切顺利，我们将进入这个过程中风险最大、成本最高的部分：人体临床试验。

1747年5月，詹姆斯·林德医生在英国皇家海军"萨利斯堡号"炮舰上担任外科医生。他对水手大规模患有坏血病感到震惊，这种病会引发肌肉无力、精疲力竭、皮肤出血等症状，最终导致死亡。当时没有人知道坏血病的病因，林德想找到治疗方法，所以决定尝试各种方案并比较结果。[17]

他在船上挑选了12名有类似症状的患者，他们吃同样的食物，早上吃加糖的稀粥，晚餐吃羊肉汤或大麦和葡萄干，但每两人一组，给予不同的治疗。其中一组每天喝1夸脱①苹果酒，另一组饮醋，其他组的病人要么施予海水（苦不堪言）、橘子和柠檬，要么服用由外科医生调制的药物，要么喝混合酒精的稀硫酸盐溶液，被称为硫酸盐酏剂。

最终，柑橘类水果的治疗见效。接受治疗的两名患者中，一名在6天后恢复了工作，另一名也很快恢复，可以开始照顾其他患者。尽管之后的50年中，英国海军都没有把柑橘作为水手饮食的必要组成部分，林德确是找到了第一个治愈坏血病的真凭实据。他还进行了首个控制试验组的临床试验，被现代医学界广泛认可。②

林德进行首次试验后的数十年里，临床试验的多方面创新接

———————

① 约1.14升。——译者注
② 我们现在知道坏血病是因缺乏维生素C引起的。5月20日，林德开始试验的那一天，被定为国际临床试验日。

踵而至：1799 年使用安慰剂，1943 年首次进行双盲试验（患者和医生都不知道谁在接受何种治疗），二战期间纳粹的恐怖试验被揭露后，1947 年首次就临床受试者的伦理道德准则制定了国际指南。

在美国，经过 20 世纪的一系列法律和法庭裁决，逐步建立了如今的检测和质量保证制度。检验针对新病原体的治疗方法便需要经历这一流程。让我们来了解一下每个阶段的基本工作流程。

**Ⅰ期临床试验。**如果你所在国家的政府监管机构（例如美国食品药物监督管理局）允许你进行人体临床试验，你将从一项涉及几十名健康的成年受试者的小型试验开始。你要观察药物是否会引起不良反应，并重点关注剂量问题，确定剂量足够实现你想要的效果，但又不可过高导致受试者患病。（因为有些抗癌药物毒性过强，只可在已经患有癌症的受试者身上进行检测，无法给健康的人使用。）

**Ⅱ期临床试验。**如果一切顺利，确认你的药物是安全的，便被允许进行更大规模的试验。在这个阶段，药物将供给几百名受试者，目标群体包括相关患者和其他方面符合条件的人——你需要寻找证据证明该药物可以发挥你预期的作用。理想情况下，在第二阶段结束时，你需要明确药物有效，并确定合适的剂量，因为下一阶段的成本高昂，你需要对药物拥有足够的信心才能开始行动。

**Ⅲ期临床试验。**如果到此为止一切顺利，你将进行更大规模的试验，涉及数百甚至数千名受试患者：其中一半患者施予你的候选药物，另一半患者可能根据他们病情采用标准治疗方案，如果还没有治疗方法，则使用安慰剂。这比疫苗的Ⅲ期临床试验要简单得多，我将在下一章阐述。如果每个人都已经身患你试图治疗的疾病，你便可以更快地看到药物是否有效。（如果已经有一种治疗方法上市，你将不得不招募更多的受试者，因为你需要证明你的药物至少与竞争对手一样有效）。

Ⅲ期临床试验的另一个障碍是找到足够的受试者，以确保你的候选药物对每个可能服用的人都是安全有效的。显然，在这个阶段，把潜在治疗方法提供给没有患病的人是没有意义的，你需要找到患病的人。但是，如同我们在第三章中提到的，要找到这些患者已经非常困难，还要在其中寻找自愿尝试新药的人，更是难上加难。因为各个方面都会影响药物在人体内的作用，包括年龄、种族乃至整体健康状态，所以研究大量的不同个体对药物的反应非常重要。为一项临床试验招募一组多样化的患者，有时会比进行试验本身花费更多的时间。

**监管部门批准。** 如果你的药物通过了Ⅲ期临床试验，相信它是安全有效的，就需要到监管机构申请批准。申请材料通常有成百上千页，美国食品药品监督管理局的审查可能需要一年的时间，如果对申请材料有疑虑，审查时间甚至更长。该机构还将检查你选定进行药物生产的工厂，同时他们将审查你想要贴在药瓶上的标签以及包装上的印刷信息。即使你获得了许可，你也可能被要求在特定人群中进行另一阶段的试验。在任何情况下，监管机构都将持续监察药物的生产线，以确保你生产的剂量是安全、纯净且有效的。随着越来越多的人服用你的药物，你需要持续关注不良反应（一个极其罕见的问题可能只有在很多人服用时才会出现），你也应该注意病原体正在对你的药物产生耐药性的迹象。

以上是临床试验在非大流行时期的申请流程。在新冠肺炎大流行这种紧急情况下，需要兼程并进。在候选药物尚未通过Ⅰ期临床试验时，美国政府和其他资助者就为第三阶段的一些试验提供了资金，因为涉及的人数众多，这是整个过程中最耗费财力的一步。在紧急情况下，科学家们推迟了对药物细枝末节的研究，同时保留了关键的安全方面的研究。这类似于证明一辆车可以带你到达目的地，重要的是确保它不会在中途爆炸，但并不确定它的油耗或者在雪地行驶时轮胎的表现。

在新冠肺炎药物试验的早期，没有人为这些试验制订标准方案，甚至全世界都没有人确定需要什么数据支撑。这浪费了大量的时间和精力，其中许多设计存在漏洞的临床试验检测了相同的产品，但没有给出明确的结论。通常情况下，当写好计划并获得批准在某个地区进行试验时，当地的病例数量已经大幅下滑，使试验不能如期有效地进行。我们需要提前将试验方法标准化，确保试验设计缜密，在多个地方进行，并尽快提供确凿的证据。在英国进行的新冠肺炎疗法随机评估（RECOVERY）试验是屈指可数的几个试验范例之一，该试验考察了包括地塞米松在内的多种药物：该试验计划在 6 周内进行，共涉及 185 个地点的 4 万名参与者。[18]

新冠肺炎治疗加速器<sup>①</sup>是一个创新项目，资助了众多临床试验，新冠肺炎疗法随机评估试验便是其中之一。该项目旨在加快寻找新冠肺炎治疗方法的进程，然后确保为低收入和中等收入国家的民众提供数百万剂药物。项目工作人员帮助统筹安排药物试验，让我们更容易找到可能符合条件的受试者。新冠肺炎治疗加速器还辅助开发新的诊断工具。截至 2021 年年底，捐助者已承诺为这项工作提供超过 3.5 亿美元的资金。

一些新想法可能会超出监管机构的日常范围。其中之一是，如果你的新冠病毒检测结果呈阳性，你会随即收到一条短信，提示你有机会志愿参加一项临床试验，这项试验需要像你这样的人，你将帮助加快临床试验的进度。只需点击"注册"，你就可以开始这个过程。如果你被选中，你将获得治疗：无论是正在研究的项目，还是已经被推行使用、证明有效的治疗。我希望看到的另一项创新之举是，将监管文件以标准格式放到云盘中，这样它们就可以被全球所有的监管机构审查，而不会出现重复试验。尤其是在美国，采用一种标准的格式记录患者健康状态大有裨益，同时更容易找到潜在的药物试验受试者。

还有更多的方法可以简化和缩短检验新疗法的流程，其中包括一种备受争议的方法，即人类挑战研究。这类针对疟疾药物的试验已经在进行中：受试者同意让自己感染疟原虫，这样研究人员就可以检测新药、抗体和疫苗的潜在影响。而且这样做是符合

_____

① 最初由维康信托基金会、万事达和盖茨基金会发起。

道德的，因为它是在健康的成年人身上进行的，这些人一旦开始感到不舒服，就会接受有效的抗疟药物治疗。人类挑战研究大大加快了疟疾治疗和疫苗的研究，因为研究人员不必等到人们自然感染疟原虫后才开始了解一种新药物是否有效。

对于像新冠肺炎这样的病毒感染，我们也有类似的选择，健康的年轻人的风险最小，同时我们已有可靠的治疗方法，这使得一旦受试者出现症状，我们可以及时为他们提供有效的治疗。如果我们能战胜科学上的挑战，解决伦理上的问题，那么缜密设计后开展的人类挑战研究就可以取代许多复杂的研究，例如那些需要在感染早期发现高危患者的高难度研究，该方法使得研究人员能迅速了解潜在新疗法的前景。

让我们回归主题，假设新的病原体出现。现在我们已经开发了一种治疗方法，进行了试验来证明它的安全性和有效性，并且得到了生产和销售许可，即将投入生产。此时，我们所面临的大考验便是扩大生产。尽管生产小分子药物比生产抗体容易得多，抗体通常又比制造疫苗更容易（原因我将在下一章解释），但仍然值得花些时间来克服扩大生产的障碍。

首先，一组化学家团队将努力寻找统一的方法，通过使用化学物质和酶引发一系列反应来生产药物的关键组分，即活性药物成分。最好的方法的独立步骤可能多达 10 个：团队将从特定的成分开始，激活它们之间的反应，收集副产品，使用其中的一些进行后续反应，诸如此类，直到获得他们所期待的活性成分。然后他们会将其转化为患者可以使用的形式，比如药片、喷雾剂或注射剂。

与疫苗相比，小分子药物的质量控制相对容易。因为它只是一串分子，而不是一个生物，我们可以使用分析工具来确认所有的关键原子都有序排列。

这一事实对每个关心全球卫生公平的人来说都是意外收获，因为它促成了过去几十年全球卫生领域最重要的创新之一：仿制药制造商致力于创造高质量、低成本的救命药品。

从历史上看，研发新药的公司总部都设在高收入国家。由于开发一种新产品的成本太高，他们试图以发达国家能够承受的较高价格出售，尽快收回成本。为了降低产品的生产成本（例如，通过减少所涉及的步骤）而对生产过程进行修补是没有意义的，因为这需要再次经历一些监管流程，而且无论如何，你只能节省整个生产成本的一小部分。这可能意味着发展中国家的成本居高不下，这就是为什么在发达国家广泛使用的药物有时需要几十年才能进入贫穷国家。

低成本的仿制药制造商应运而生，他们将在发达国家广泛使用的药物和其他拯救生命的发明带给贫穷国家，这在一定程度上帮助了贫穷国家的民众。[①]

大约 20 年前，仿制药就在全球卫生领域留下了印记。当时，挽救生命的艾滋病药物对巴西和南非等国家来说过于昂贵，这意味着数以百万计的艾滋病患者因价格过高而无法使用这些药物。

---

① 你或许能买到比你所服用的某些处方药便宜很多的药，也是因为仿制药制造商的存在。

因此，仿制药制造商开始复刻这些药物，这侵犯了发明公司的知识产权，而这些国家的政府几乎没有对原药实施专利保护。起初，专利持有人表示反对，但在意识到阶梯式定价的方法会更好后，他们最终放弃了。他们将其药品的信息提供给低成本的仿制药制造商，这些制造商被允许在不支付任何版税的情况下将药品出售给发展中国家。运用阶梯式定价方法，药品的定价在发达国家最高，在中等收入国家较低，在低收入国家则是尽可能的低——仅略高于生产成本。

那么就出现一个问题：一旦一种药物被制成仿制药，便没有人积极投资于降低生产成本的创新，因为其他公司会立即效仿他们的改进。为了解决这个问题，捐助者将聘请专家，并为优化工作和实施新流程的前期成本提供资助。例如，2017 年，盖茨基金会和一些合作伙伴帮助开发了一种更有效的非专利药物，以鸡尾酒的形式治疗艾滋病，这便是在获得原研药制药公司免费使用许可的情况下实现的。

仿制药制造商能够大幅降低成本，以使当今在中低收入国家接受艾滋病治疗的人中，有近 80% 正在接受改良的鸡尾酒疗法。这种新药采用更低的剂量和更小的药片，这意味着人们更容易服用，并且比以前的治疗方法更有效。它的副作用也更少，引起耐药性的可能性更低。

当然，生产仿制药也存在弊端。随着它们走向低价，利润空间缩小，少数仿制药制造商没有尽其所能保持其产品的质量。但这些都是极其少见的情况，毫不夸张地说这些低成本、高质量、高产量的仿制药制造商产生了积极的影响。在研究证明莫那比拉韦是一种有效的抗病毒药物的几个月前，默克公司已经与印度的几家仿制药制造商达成了许可协议，允许他们在印度和其他 100多个中低收入国家生产和销售该仿制药。研究人员开发了降低生产成本的方法，其他组织帮助仿制药制造商准备投入生产，并向世界卫生组织申请批准。2022 年 1 月，就在宣布莫那比拉韦成功的两个月后，仿制药制造商向中低收入国家提供了 1 100 万剂莫那比拉韦，这就是扩大生产的第一步。

在中低收入国家，仿制药制造商生产人们使用的绝大多数药物。[①] [19] 世界卫生组织的疟疾项目也是主要与仿制药制造商合作，预计该项目最终将帮助 2 亿人获得治疗疟疾的药物，否则他们将无法获得这些药物。[20] 即使在美国，仿制药也占据了约 90% 的处方。[21]

我希望制造抗体能像制造药物一样简单明了。要针对我们试图控制的假想病原体生产抗体，我们需要找到那些在疾病中幸存下来的治愈者，抽取他们的血液，并确定他们的身体为对抗这种特殊疾病而产生的抗体。因为他们的血液中含有他们所经历过的每种疾病的抗体，我们必须分离出我们要寻找的那一种，可以利用小部分血液与病毒反应，观察哪些抗体会附着在病毒上，这些才是我们想要的。另一种方法与此相似，但使用的是人源化小鼠

---

[①] 列举几例：瑞迪博士实验室、奥罗宾多制药公司、西普拉和太阳药业（总部均在印度）、梯瓦（总部在以色列）和迈兰（现在是晖致医药和山德士的一部分，在美国和欧洲）。

的血液——将人类细胞或组织植入啮齿类动物体内。

一旦分离出正确的抗体，我们需要将其复制数十亿次。我们可能会利用CHO细胞（中国仓鼠卵巢细胞）平台，培养它来实现这一点，如你所猜测的，CHO细胞源自中国仓鼠的卵巢细胞。

这类细胞的用途广泛，因为它们易于培养，可以无限传代，而且生长迅速。1957年，在科罗拉多大学医学院，遗传学家西奥多·帕克（Theodore Puck）分离培养了大量细胞系，并沿用至今。当今世界上使用的大多数细胞系都是由此克隆而成。在那个年代，帕克设法得到了一只雌性中国仓鼠，这只仓鼠的祖先是在1948年被偷运出中国的。

可惜的是，CHO细胞平台生产抗体的速度不足以满足大流行期间的需求。全世界每年生产五六十亿剂疫苗，而只有大约3 000万剂抗体。CHO抗体的制造成本不菲——目前每个患者所使用的CHO抗体的制造成本在70~120美元之间，这对许多中低收入国家来说高不可及。科学家们正研究解决这些问题的方法。

例如，一些人致力于研究能更有效地产生抗体的不同宿主细胞，另一些人则在研究如何找到更强效和高选择性的抗体，这样你就不需要为每个病人提供那么多产品。目前已经有一些正在检测但尚未商业化的设计，这些设计可以将每剂药物的成本降低到三四十美元。但理想的做法是将成本降低90%——使其降到每人10美元以下，同时，在同等时间内生产10倍的剂量。要实现这一目标还需要进行大量改进，但假如我们拥有了这些前途无量的工具，它们将能够帮助世界各地更多的人。

各公司也在开发解决变异株问题的方案：一种方法是生产针对病毒保守区域的抗体，即抗体识别的是在不同的变异株中不存在变化的部分，这意味着它们对变异株和对原型株一样有效；另一种方法是将靶向病毒不同部位的抗体混合在一起，使病毒更难产生耐药性。

回到我们正在进行治疗的假想疾病，假设一种治疗方法所用的药物已经获得批准，并且能够大量生产。现实中，我们如何确保它可以到达每个需要它的人手中？

即使成本很低，一些国家也需要捐赠，以便能够为其所有人民提供足够的药品。几十年来，各种组织一直在向中低收入国家提供帮助，助其购买和运送药品。你可能听说过非常有名的联合国儿童基金会，还有不太为人所知的全球基金，该基金帮助各国购买药品和医疗设备来抗击艾滋病、结核病和疟疾。在这方面，全球基金目前是全球最大的资助者，覆盖 100 多个国家，并于 2020 年扩大其资助范围，将治疗和预防新冠肺炎相关的物资纳入其中。

当然，成本并不是我们需要克服的唯一障碍。即使我们有了成本低廉的治疗方法，也可能很难让有需要的患者得到它。我们需要确保他们在恰当的时间得到恰当的治疗。（例如，请记住，单克隆抗体和抗病毒药物需要在症状出现后不久给予，而类似地塞米松的类固醇只适合在疾病后期，患者病情严重时使用。）

即便如此，像药品包装这样看似简单的东西也可能成为人们不愿意服用的原因。一些艾滋病相关药物有助于第一时间防止人们被感染——这种方法被称为暴露前预防用药，但是许多人不愿意服用艾滋病相关药物，因为他们担心别人会认为他们是艾滋病病毒感染者。这个问题是可以解决的，但并非轻而易举，因为你不能只是盲目地制造外观不同的药品，你必须检查每个细节，包括药片的形状、大小甚至颜色。

在低收入国家，向人们提供药品仍存在很多障碍。一家公司在市场上推出一种新药，并希望从中获得巨额利润之前，会投入数年时间研究如何寻找适应的患者，并培训医务人员使用这种新药。[①] 事实上，公司在这项工作上投入的资金可能和它开发和制造药品本身的投资水平相当！但是，当大多数需要药物的患者生活在贫穷国家时，制药公司往往只花很少的时间或成本来做基础工作。而在大暴发或大流行期间，情况甚至更糟，制药公司很少或根本没有时间与医疗机构和患者进行早期沟通，因此，医疗机构和患者没有第一时间使用新药，或者他们不清楚如何使用这些药物，也在情理之中。

我确信，在下一次大暴发中，我们肯定会有比应对新冠肺炎更好的治疗方法可供选择。为实现这一目标，不可或缺的一步是建立大型药物化合物库，以便能够快速筛选以判断现有疗法是否

---

① 有时他们做得过于深入，就像一些公司在阿片类药物上做的那样。

对新病原体有效。我们已经建立了此类数据库的一部分，还需要进一步扩充。这意味着需要大量的投资，将学术界、工业界和最新的软件工具结合在一起。

我们需要建立包含多种药物的数据库，但有一些药物应该被优先考虑检测。在我看来，最有前景的是泛家族和广谱性疗法——可以治疗各种病毒感染的抗体或药物，特别是那些可能引起大流行的病毒感染。我们还可以有更好的方法来激活所谓的先天免疫，它是免疫系统的一部分，在检测到外来入侵者后，它会在几分钟或几小时内启动——这是你身体的第一道防线。（它与适应性免疫反应形成对比，适应性免疫反应可以记住你以前遇到过的病原体并知道如何抵御它们。）一种药物通过增强你的先天免疫反应，可以帮助你的身体在感染形成之前清除入侵者。

为了实现这些有前景的方法，全球需要投入更多的资金来探究各种危险的病原体是如何与我们的细胞相互作用的。科学家们正在研究如何模拟这些相互作用，以便迅速找出哪些药物可能在疫情暴发中发挥作用。几年前，我看到了一个"芯片上的肺"的演示，这是一个你可以拿在手里的实验设备，它可以像肺一样运作，便于研究人员研究不同的药物、病原体和人类细胞之间的相互影响。

随着人工智能和机器学习的进步，现在可以用计算机来辨别我们已知病原体的弱点，当新的病原体出现时，我们也可以这样做。这些技术加速了对新化合物的研究，靶向攻克这些弱点。有了充足的资金，不同的研究团队甚至可以在下一次流行之前，将最有前景的新化合物完成Ⅰ期临床试验，或者确定病原体的样子后，至少有一些成果可以迅速转化为产品。

简而言之，尽管目前尚无治疗方法可以将人类从新冠肺炎的泥淖中拯救出来，但为了拯救生命并防止未来疫情暴发对卫生系统造成损害，治疗方法的研究具有广阔前景。为了竭力实现这一目标，全球必须投资于我们依赖的研究和系统，以更快地找到治疗方法，并将它们运送给需要的人，无论患者在哪里。如果我们成功地做到了这一点，那么当全球下一次面临疫情暴发时，我们就能将影响降至最低，拯救数百万人的生命。

第六章

# 为研发疫苗做好准备

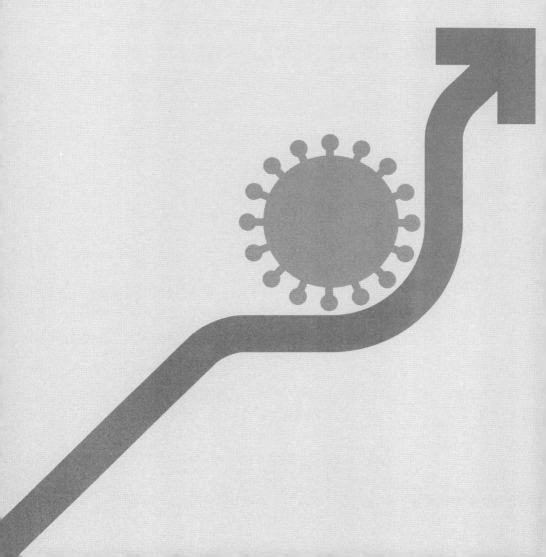

人们可能并不清楚，现在有数十亿人至少接种了一剂新冠肺炎疫苗，但对全球人口来说，这一比例并不足以提供保护。我是说，这确实不容乐观。

实际上，科学家能够成功研制出多种新冠肺炎疫苗，这在疾病史上史无前例。并且，他们在大约一年的时间内就做到了，这是一个奇迹（见图 6-1 ）。

一种药物或候选疫苗需要历经层层检测筛选，才能被批准用于人类。作为数据猎手的制药公司，有一种用来衡量这一过程的可能性的评判方法——技术和监管成功的概率，它取决于几个因素，例如类似的产品是否已被证明是成功的。如果你正在检测一种或多或少与已获批准的疫苗工作原理相同的疫苗，你成功的概率会更高。

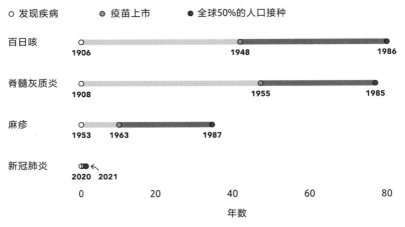

**图 6-1　新冠肺炎疫苗的开发速度令人难以置信** [1]

注：科学家只用了一年时间就创造出了安全有效的疫苗。相比之下，从发现百日咳到对全球50%的人口进行免疫接种，这之间走过了80年。

　　从历史上看，候选疫苗的平均成功率为6%。[①][2] 这意味着，如果你从100个候选疫苗开始，其中只有6个能够获得监管机构的全面批准，其他的会因各种原因落选——它们可能无法起到足够的免疫效果，或者临床试验可能无法得出需要的决定性结果，或者它们可能出现非预期的副作用。

　　当然，6%这个的数字只是一个平均值。使用已验证可靠的方法研制出药物或疫苗的概率会高出几个百分点，而尝试新的方法时，这一数值会更低一些。首先你必须证明基本方法是可行的，其次需要证明你用这种方法研发的特定疫苗是有效的，再次你必须进行大规模试验，这可能涉及数十万人，最后仍需在数

---

① 如你所想，候选疫苗是一种可能安全有效的疫苗，但仍处于研发阶段。这就像一项正在国会或议会审议的法案，可能成为法律，也可能不会。

百万人身上密切观察其副作用。可谓荆棘满途，阻碍重重。

万幸，靶向新冠病毒的疫苗开发相对容易，因为在一定程度上，其他一些病毒表面的蛋白质相对隐蔽，而新冠病毒表面的刺突蛋白易于识别。这就是新冠肺炎疫苗的成功率颇高的原因。

然而，新冠肺炎疫苗的成功研制和获批仍堪称奇迹，其原因并不在于上述结果，而是惊叹于这一过程能如此迅速，绝对碾轧历史上任何疫苗的研发和获批速度。

对于疫苗上市的速度，包括我在内的很多人都在公开场合做过预测，事实上，现实远超我们的预测。2020 年 4 月，尽管我认为我们或许可能在年底前研制出一种疫苗，但我仍在博客上写道，这可能需要耗费长达 24 个月的时间。我认为，如果成功的把握不高，那么提出成功近在咫尺的设想是不负责任的。同年 6 月，在看到一些候选疫苗的初步数据后，美国食品药品监督管理局前局长在接受《纽约时报》采访时表示："实事求是地讲，大多数人口中的耗时 12~18 个月大有希望，至少目前看来，形势乐观。"[3]

天从人愿，最好的预想成为现实。辉瑞公司和德国生物新技术公司生产的疫苗在 12 月底被批准紧急使用，此时，距发现首例新冠肺炎病例仅 11 个月。[4]

为了感受这一切发生得有多快，请回想一下疫苗的研发流程：从实验室的首次发现，到证明它有效，再到获得批准，通常需要 6~20 年。仅仅是让一种产品准备好进行人体临床试验，就可能需要长达 9 年的时间，即使准备时间再长，也不能保证其成功。第一个艾滋病病毒疫苗试验开始于 1987 年，但至今我们仍然没有一个获批的疫苗。[5]

在新冠肺炎大流行前，疫苗研发速度的极限纪录是 4 年。[6] 科学家莫里斯·希勒曼（Maurice Hilleman）在研制腮腺炎疫苗时取得了这一非凡成就，他是有史以来最多产的疫苗研发者之一。目前，在美国推荐给儿童接种的 14 种疫苗中，8 种由他和他所在的默克制药公司的团队研发，其中包括避免人类患麻疹、甲型肝炎、乙型肝炎及水痘的疫苗。

1963 年，希勒曼 5 岁的女儿杰里尔·林恩（Jeryl Lynn）因喉咙痛病倒。他怀疑女儿感染了腮腺炎（那时还没有获得批准的腮腺炎疫苗），于是用棉签从女儿的喉咙部位取了样本，带到他的实验室，并分离出了病毒。最终，希勒曼在 1967 年用它制造了第一个获得批准的腮腺炎疫苗。这种流行性腮腺炎病毒株至今仍被用于生产疫苗，并以他女儿的名字命名。如果你接种过麻风腮疫苗（针对麻疹、腮腺炎和风疹的疫苗），你接种的就是 Jeryl Lynn 病毒株。

在希勒曼的时代，用 4 年时间研制出疫苗是一项了不起的成就。但他能够快速完成的原因之一是，当时并没有我们如今所制定的获得批准或保证质量的严格的道德标准（见图 6-2）。无论如何，当暴发有可能演变成大流行时，用 4 年时间研发疫苗可能会导致一场灾难。

这对预防大流行的意义是显而易见的：我们需要提高疫苗成功的概率；我们需要在不牺牲安全性和有效性的前提下，缩短疫

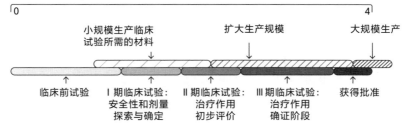

在新冠肺炎大流行前，疫苗研发上市的最短时间是**4年**

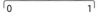

许多新冠肺炎疫苗在不到**一年**的时间内研发完成

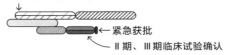

**图 6-2　创制疫苗**[7]

注：所有的疫苗都要经过一个严格的创制过程，以确保它们是安全且有效的。通过在不牺牲安全性的前提下整合开发阶段，在一年内研制出了几种针对新冠肺炎的疫苗。

苗从实验室到应用于人体的时间；我们还需要在短时间内大量生产，以实现在病原体被发现 6 个月后，就让全世界的每个人都有机会接种。

　　这是一个宏伟的目标，正如我在本书前言部分提到的，某些人可能会觉得这个目标过于疯狂，但我相信这是有可能实现的。在本章接下来的篇幅中，我想说明这是很容易实现的。

　　从疫苗走出实验室到进入受种者体内需要四个步骤：生产开发、获得批准、大批量生产和运送交付，我们将在这一过程中寻找契机实现加速。我们将着眼于为什么疫苗的研制和检测通常如此困难，为什么需要耗费如此长的时间，在疫苗进入市场之前的 5~10 年里到底发生了什么，我们还将探讨为什么科学家在新冠肺炎大流行中能够推进得如此迅速——这是一段引人入胜的故事，关于长远的规划、两位英雄科学家的不懈研究以及不少运气的成分。

遗憾的是，正如我们在新冠肺炎大流行中看到的那样，生产疫苗并获得批准只是一个方面，如何避免形成一个疫苗获取存在差异的世界完全是另一个挑战（见图 6-3）。我们需要制造并分配足够的剂量，以使其迅速到达每个需要疫苗的人手中，其中包括低收入国家的重症高危人群。

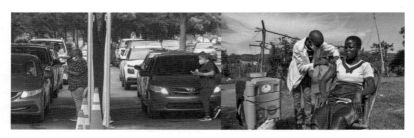

**图 6-3　疫苗获取存在差异**[8]

注：在美国，人们在指定的地点坐在车里排队接种疫苗，而在中低收入国家的偏远地区，许多人需要等待医务人员步行运送有限剂量的疫苗。

汉斯·罗斯林曾说，2020 年和 2021 年，新冠肺炎疫苗的配置情况有功有过。功劳是比以往任何疫苗接种都更快地惠及了更多的人，也比以往更快地惠及了贫穷国家的许多人，但还不够迅速。因此，我们将寻找方法——如何更公平地分配疫苗。

我们将在本章的最后讨论一种可以作为疫苗补充的新型药物——一种可以吸入的药物，它可以第一时间阻止病毒侵入人体。通过像治疗花粉过敏一样简单的方法，保护人类。

我是在 20 世纪 90 年代末开始了解疫苗领域，当时我正在学习全球卫生知识。我发现很多贫穷国家的孩子可能会被一些疾病夺去生命，而这类疾病已不再导致身处发达国家的孩子丧命。我通过学习免疫接种的经济学知识，了解到这一现象中的主要原因是：一个群体接种了某些疫苗，而另一个群体没有接种。这是一个典型的"市场失灵"的案例：数十亿人需要现代医学的伟大发明，但因为他们没有钱，无法通过表达自己需求的方式影响市场，所以他们没有接种疫苗。

盖茨基金会在这一领域的第一个主要项目是帮助创建和组织疫苗联盟[①]，这是一个筹集资金以帮助贫穷国家购买疫苗的组织。疫苗联盟在原本没有市场的地方创造了一个市场：自 2000 年以来，该组织为 8.88 亿名儿童接种了疫苗，避免了约 1 500 万儿童死亡。[9]可以肯定地说，疫苗联盟是我最引以为傲的基金会贡献之一（见图 6-4）。在第八章中，我将更详细地阐释它的运作方式以及它在预防大流行方面应该发挥的作用。

随着我们对疫苗的了解越发全面，我对科学和经济的认识也随之深入。贫穷国家面临的不仅是无法负担现有的疫苗，针对主要影响其健康的疾病，他们也没有市场力量来要求提供新疫苗。因此，盖茨基金会开始聘请制造疫苗（和药物）的专家。我不得不更多地学习化学、生物学和免疫学知识，我利用大量的时间与来自世界各地的科学家和研究人员探讨，还参观了很多疫苗生产基地。

---

① 疫苗联盟的前身为全球疫苗免疫联盟（GAVI），几年前改名为疫苗联盟（Gavi）。

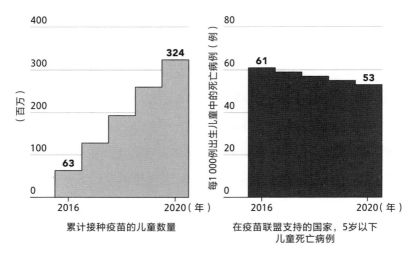

**图 6-4　疫苗联盟拯救了生命** [10]

注：仅在过去5年中，疫苗联盟就已帮助3.24亿儿童接种疫苗。这张图显示了儿童死亡率如何随着疫苗接种率的提高而下降。

簡而言之，我花了很多时间学习疫苗行业的财务和运营，我可以肯定地说，这相当复杂。

部分原因是，我们已经确信，作为一个社会，在涉及疫苗问题时，我们很难容忍其风险。这种谨慎的做法持之有故：终究，我们是要给健康的人接种疫苗，如果给他们接种有不良反应或副作用的疫苗就会适得其反。（如果疫苗可能有严重的副作用，人们就不会接种。）因此，疫苗要经历一个漫长而严格的检测和监测流程，该行业受到高度监管。后续我会简要解释疫苗与药物审批流程的不同之处，在此我仅举一例，以说明它是多么严格：若要建造一个疫苗生产基地，基地的建筑几乎需要满足各个方面的标准，包括气温、气体流量，甚至墙角的弧度。

这一行业如此富有挑战的另一个原因是产品的性质。疫苗是由大分子组成的，其质量是阿司匹林分子的 100 万倍。许多疫苗是在活细胞中生产的，例如有些流感疫苗就是在鸡蛋中培育出来的，由于活细胞本身变化多端、难以预测，你不一定每次都能得到完全相同的结果。然而，每次获得几乎完全相同的结果对于生产安全有效的疫苗至关重要。这需要高度专业化的设备，需要训练有素的技术人员来操作它，每次生产一批新产品时，都会有 6 个或更多的变量能够以微妙但重要的方式改变最终的产品。

一旦找到一种生产疫苗的方法，并且研制出了一种对人类安全的疫苗，就必须在每次生产时重复使用这种方法——这是监管机构能确认你得到的结果与之前相同的唯一方法。如果需要检查一个小分子，监察人员会说："你制造产品的方法并非我关注的重点，我只要确认它的原子组成排列正确就可以了。"相比之下，检查疫苗生产需要监管机构观察你是如何生产的，并且在后续的长期生产过程中确保没有任何东西改变。事实上，为了保证生产疫苗的一致性，生产商必须设计数十个复杂的实验，这将大大增加疫苗的最终成本。可惜的是，由于此类问题，一些很有希望的新冠肺炎疫苗遭遇严重阻碍，但这确实不是一个可以抄近路的方面。与此相比，复制像软件这样的东西便是小菜一碟，一旦调试好了代码，就可以随心所欲地进行多次复制，而不必担心代码会突然出错。如果复制软件会偶尔引入新的问题，这个行业就不会如此成功。

而且研制一种疫苗耗资巨大。据估计，将一种疫苗成熟生产并获得批准所需的总成本为 2 亿 ~5 亿美元。[11] 如果你把流程中所有失败的成本也考虑在内，总成本会更高。一项关于药物（并非疫苗）的研究认为其总成本为 26 亿美元，这项研究被广泛引用但也存在争议。正如我之前提到的，药物的制造通常比疫苗简单得多。

在疫情暴发期间，疫苗厂商还必须迎合公众的高度预期。人们希望一种安全有效的新疫苗面世，同时，希望它迅速上市且价格低廉。

我不是在为制药公司在产品定价方面做出的每个决定辩护，我也不是在要求任何人对这一行业表示同情。但是，如果我们要利用他们在研发、检测和制造药物和疫苗方面的专业知识，那么我们就需要了解他们面临的挑战、他们在决定研发哪种产品时所经历的流程，以及推动这些决定的多种诱因。

你可能已经注意到，我一直在用"商业""产业""市场"这样的词，暗示疫苗领域很多方面的工作是由私营企业完成的。我是有意这样叙述的。尽管在资助基础研究并重点、广泛部署疫苗研发的工作中，非营利组织、学术机构和政府扮演着重要角色，但私营企业通常负责疫苗研制的最后阶段，并负责疫苗的大规模生产。

为了防止未来疾病暴发蔓延至全球，在这方面的努力具有重要意义。请注意，我们的目标是不再经历大流行。于是，在我们能够控制疾病之前，为了防止疾病全球蔓延，我们肯定需要具备为地球上的每个人生产足够的疫苗的能力。但是，我们更希望从源头阻止疾病发展成大流行。因此，我们需要疫苗来应对区域性疫情，在这种情况下，潜在的患者人数仅可能达到数十万人，而不是数百万或数十亿人。这将极大地影响制药公司的积极性。假设你经营着一家制药公司并希望盈利，为什么要投入全部精力和资金来开发一种只有一小群潜在购买者的疫苗？特别是，如果你必须把价格定得很低，永远不可能赚钱。

仅仅依靠市场的力量，无法达到目的。全球需要一个计划，让疫苗厂商提前做好准备，并为新疫苗的研制提供资金。这个计划应该包括疫苗试验和获批的预备资金，就像美国政府在新冠肺炎大流行期间所做的那样，拿出 200 亿美元帮助推进多种候选疫苗通过审批流程。

该计划还应为疫苗和其他工具的研究和开发提供大量资金，如我在前言中所提，其中一些资金应拨给流行病防范创新联盟，从而向学术中心和私营企业提供赠款，以促使它们开发疫苗和疫苗技术。截至 2021 年夏，流行病防范创新联盟已为应对新冠肺炎筹集了 18 亿美元。[12] 但是，捐助者对资助防范未来大流行的工作不太感兴趣。这是可以理解的，当一种疾病在全球造成数百万人死亡时，人们无暇想象某个可能在未来肆虐的疾病。事实上，这笔资金只是我们需要的数十亿美元预算的一部分，它可以拯救数百万人的生命，并防止未来数万亿美元的经济损失。

流行病防范创新联盟可以在研制通用疫苗的领域做出贡献，即对整个病毒家族都有效的疫苗。新冠肺炎疫苗可以教会人体免疫系统识别并攻击新冠病毒表面刺突蛋白的一部分，但是研究人员正在寻找靶向所有冠状病毒某一位点的疫苗，包括新冠肺炎和其他冠状病毒，甚至有可能靶向未来进化的病毒。一旦有了一种通用的冠状病毒疫苗，受种者的身体将准备好对抗甚至还未出现的病毒。冠状病毒和流感病毒应该是通用疫苗的目标，在过去20年中，它们是严重疫情暴发的导火线。

最后，全球疫苗计划应该创立一种疫苗分配方法，使它们为公共卫生提供最大的利益，而不是简单地给出价最高的投标人。在新冠肺炎大流行期间，新冠肺炎疫苗实施计划（COVAX）旨在解决这一问题，但由于大部分不可控的原因，它远远没有达到其目标。[13] 该计划的目标是将开发疫苗的固有风险集中起来，让发达国家补贴低收入国家。但是，发达国家大多退出了这一协议，而是自己与疫苗公司谈判，这将新冠肺炎疫苗实施计划置于不利位置，严重削弱了其与疫苗公司谈判的筹码。此外，新冠肺炎疫苗实施计划所依托的两种疫苗的获批时间比预期的要长，并且在一段时间内，新冠肺炎疫苗实施计划不被允许向其他国家出口在印度制造的低成本疫苗。尽管存在这些挑战，新冠肺炎疫苗实施计划一直是世界上最贫穷国家的最大疫苗供应商。然则世界下次需要做得更好，我将在第九章再次讨论这一问题。

当然，资助新疫苗的科研工作只是复杂局面的一部分。实际上，这些疫苗必须被研制出来，甚至比新冠肺炎疫苗还要快，到目前为止，最有希望的技术是 mRNA 疫苗。对大多数人来说，这一技术似乎是凭空出现的，但事实上，这是研究人员和产品开发人员数十年抽丝剥茧的成果，其中有两位为自己的突破性想法竭尽全力。

从 16 岁起，卡塔琳·考里科就明确自己想成为一名科学家（见图 6-5）。她对 mRNA 特别痴迷，这种分子（协同其他分子）可以指导人体体内蛋白质的生成。20 世纪 80 年代，当她在祖国匈牙利攻读博士学位时，她确信：这种微小的链条——mRNA，可以被注射到细胞中，让身体制造其编码的药物。

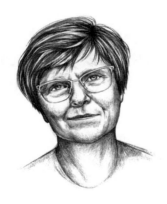

**图 6-5　匈牙利生物化学家卡塔琳·考里科** [14]
注：她开发了现在用于制造mRNA疫苗的技术。

mRNA 扮演着中间人的角色，它把生产蛋白质的指令从 DNA 带到细胞中的工厂，在那里，蛋白质将被组装起来。这有点儿像餐厅的服务员，他记下你的订单并把它带到厨房，厨师们在那里为你做饭。

使用 mRNA 制造的疫苗与大多数疫苗在工作方式上有很大的不同。被感染时，病毒侵入人体的某些细胞，利用细胞的机器来复制自己，然后将新制造的病毒释放到血液中。这些新病毒会寻找更多的细胞完成入侵，进而不断循环这个过程。

与此同时，人体免疫系统已经做好准备，寻找人体内任何它以前没有见过的形状。当它遇到它不认识的东西时，它会说："嘿，有一个新的形状在周围游荡。这可能是个坏消息，让我们消灭它。"

巧妙的是，人体既能去对付在血液中随处游荡的病毒，也能去对付被病毒侵入的细胞。为了清除血液中的病毒，人体免疫系统会制造抗体，抓住那个特定的形状。（产生抗体的细胞被称为 B 细胞，攻击被感染细胞的细胞被称为杀伤性 T 细胞。）一旦人体产生抗体和 T 细胞，就会产生记忆 B 细胞和记忆 T 细胞，顾名思义，它们会帮助人体免疫系统记住该病毒，以防它再次出现。[①]

当一种病毒首次对人体发起攻击，人体免疫系统将通过上述方式清除病毒，并确保自身在下一次识别到该病毒时有更好的表现。但是对于那些导致重病的病毒，如新冠病毒或流感病毒，最好是为人体免疫系统打好基础，这样它就能在病毒出现的第一时间发起攻击。这就是疫苗的作用。

对许多传统的疫苗来说，它们的工作原理是：注射减毒或灭活后的病毒，使人体免疫系统看到病毒的形状，开始运转，并增强免疫力。对于减毒的病毒，会伴随一个问题，那就是它是否被减弱到足够的程度。如果不够，它可能会回复变异为一种可以导

———————————

① 我把对这一过程的描述做了一些简化。

致疾病的形式；如果它被过度减弱，就不会激发人体强烈的免疫反应。同样，一些被灭活的病毒也不会引发充足的免疫反应。这需要多年的实验室工作和临床研究，以确保传统疫苗是安全的，并将产生良好的免疫反应。

mRNA 疫苗基于的想法相当精妙。由于 mRNA 是从 DNA 中获取生产蛋白质的指令，并将其传递给细胞厨房中的厨师，如果我们能够以一种高度靶向性的方式改变这些指令呢？通过教会细胞做出与实际病毒相似的形状，疫苗将在不引入病毒本身的情况下触发人体免疫系统。

如果 mRNA 疫苗能够被制造出来，与传统疫苗相比，它们将有得天独厚的优势。一旦绘制了靶标病毒的所有蛋白质组成，你就能确定你想让抗体抓住的那个蛋白质。然后研究病毒的基因序列，找出生产这种蛋白质的指令，再将这一序列以 mRNA 的形式制成疫苗。如果以后你想靶向一个不同的蛋白质，你只需要改变 mRNA。这个设计过程最多需要几周。就像你只需要点餐时告诉服务员，佐餐的配菜将沙拉换成薯条一样简单，人体免疫系统会帮助完成剩下的工作。

仅存的问题是：这只是一个理论，还没有人真正制造出 mRNA 疫苗。更重要的是，该领域的大多数人都认为这种尝试是不理智的，尤其是 mRNA 本身性质就不稳定，容易被迅速降解。能否让修饰过的 mRNA 保持足够长的时间来完成它的工作，这一点难以预计。此外，实际上细胞已经进化出可以避免被外来的 mRNA 劫持的机制，因此，需要一种方法绕过这个防御系统。

1993 年，在宾夕法尼亚大学做研究时，考里科和她的导师成功地完成了一项壮举，这暗示着他们的研究意义非凡：他们利用经过巧妙修饰的 mRNA 让一个人源细胞生产了一种新的蛋白质，虽然产量极少，但这足以证明修饰后的 mRNA 可以避开细胞的防御系统。

这是一个重大突破，因为这意味着如果他们可以大幅度地扩大产量，他们就能用 mRNA 治疗癌症。虽然疫苗不是考里科研究的重点，但她相信利用 mRNA 制造疫苗是可能的——针对流感病毒、冠状病毒甚至可能是各种形式的癌症。

百般无奈，在考里科的导师离开学术界加入一家生物技术公司后，他们的工作失去了推力。她的研究不再有实验室或资金支持；尽管她一次又一次地申请资助，但每次申请都被拒绝了。1995 年，时乖命蹇，身体上，她被怀疑患有癌症；工作上，她被剥夺了终身教职；家庭上，她的丈夫因为签证问题被困在匈牙利。

但是考里科并没有被厄运打败。1997 年，她开始与德鲁·韦斯曼（Drew Weissman）合作。韦斯曼是考里科在宾夕法尼亚大学的一位新同事，他有一段颇具光环的经历：他曾在安东尼·福奇的指导下，在美国国立卫生研究院完成了一个研究项目，他对利用考里科在 mRNA 方面的研究来开发疫苗很感兴趣。

考里科和韦斯曼共同坚持，从事在实验室中设计出的 mRNA 方面的研究。但他们仍然需要让更多的 mRNA 通过细胞的防御系统，其他科学家帮助解决了这一问题。

1999 年，癌症学家彼得·卡利斯（Pieter Cullis）和他的同事提出，脂质（实际上就是微小的脂肪）可以用来包裹和保护更脆弱的分子，如 mRNA。[15] 6 年后，生物化学家伊恩·麦克拉克伦（Ian MacLachlan）与卡利斯合作，首次做到了这一点，他研发的脂质纳米颗粒为首支 mRNA 疫苗铺平了道路（见图 6-6）。[16]

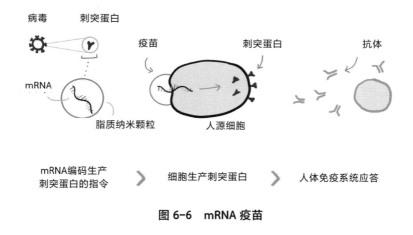

病毒　　刺突蛋白

疫苗　　　　刺突蛋白　　　　抗体

mRNA

脂质纳米颗粒　　人源细胞

mRNA编码生产　　　　　细胞生产刺突蛋白　　　　人体免疫系统应答
刺突蛋白的指令

**图 6-6　mRNA 疫苗**

直到 2010 年，联邦政府或私营企业中几乎没有人对尝试用 mRNA 制造疫苗感兴趣。一些大型制药公司尝试过，但都以失败告终。一些科学家认为，mRNA 永远不会在体内引发足够的免疫反应。但是，美国国防部高级研究计划局的一位官员表示，一个鲜为人知的美国军方研究项目令其充分意识到这项技术的前景，并开始资助用于防控传染病的 mRNA 疫苗。

由于这是一项开拓性的工作，它并没有立即促成新疫苗的面世。实现这个目标将是企业的任务，它们致力于将突破性科

学发现转化为可以被批准和销售的产品，美国的莫德纳公司
（Moderna）、德国的科威瓦克公司（CureVac）和德国生物新技
术公司正是为了实现这一目标而成立的。2014 年，考里科加入
了德国生物新技术公司，研究抵抗癌症的 mRNA 疫苗。

尽管针对狂犬病疫苗的试验展现了乐观的结果，但是早期的
尝试并未成功。然而，考里科和她在德国生物新技术公司的同
事，以及在莫德纳公司工作的科学家们仍然坚持了下来。当新冠
病毒来袭时，他们立即着手制造抵抗新病毒的疫苗。

这是个不错的赌注。事实证明，绘制病毒基因组图谱使在几
周内创造出一种 mRNA 疫苗的想法完全可行。

2020 年 3 月，在科学家对新冠病毒的基因组进行测序后仅
六周，莫德纳公司宣布：已经确定一种基于 mRNA 的候选疫苗，
并开始制作用于临床试验。12 月 31 日，由德国生物新技术公司
与辉瑞公司合作生产的 mRNA 疫苗被世界卫生组织批准紧急使
用。在疫苗被正式批准的前几天，当考里科接种第一剂她为之付
出巨大努力的疫苗时，她流下了激动的泪水。

毫不夸张地说，mRNA 疫苗对新冠肺炎防控的影响巨大。
在许多地方，mRNA 疫苗几乎成为新冠肺炎疫苗的主力。截至
2021 年年底，欧盟超过 83% 的受种者接种了辉瑞或莫德纳公司
生产的疫苗（这两家公司都生产 mRNA 疫苗），在美国这一比例
为 96%，在日本这一比例为 100%。[17]

对我来说，mRNA 疫苗的故事意味着：如果科学有意义，
就甘愿把赌注压在听起来不切实际的想法上，因为它们可能正是

你需要的突破性发现。我们花了数年时间才对 mRNA 有了足够的了解，进而可以利用其开发疫苗。我们很幸运，新冠肺炎没有在五年前出现。

mRNA 研究人员现在的目标是让这项技术变得更成熟、更具普适性，例如研究艾滋病病毒疫苗以及创造治疗疾病的新方法。我们有可能制造出一种单一的 mRNA 疫苗来对抗多种病原体，而不仅仅是现在的仅新冠病毒一种。除此之外，如果我们能够为生产 mRNA 疫苗找到更多的原材料来源，其价格将会下降。

未来，当疾病暴发时，第一个病例距离第一个候选疫苗上市的时间，不再以年或月为衡量单位，而是以周为单位。mRNA 疫苗很有可能成为实现这一目标的技术。


如果说 mRNA 疫苗是街区里初来乍到的时尚宠儿，那么病毒载体疫苗同样引领潮流，但由于它已出现了几年，所以其关注度稍逊一筹。

与 mRNA 疫苗相似，针对病毒载体方法的研究已进行了多年，直到近年才借此生产出可以用于人体的疫苗。它的工作原理是：将刺突蛋白或其他靶蛋白传递给人体免疫系统，使免疫系统识别该外来物质。用以完成传递机制的是另一种病毒的改良版本，比如一种引起普通感冒的病毒，经过改良已经无法对人类造成伤害；这种病毒负责承载靶标病毒的表面蛋白质，被免疫系统识别，并为其生产抗体，因此，它被称为载体病毒。

如果你接种的是强生或牛津和阿斯利康生产的疫苗，或接种的是印度血清研究所的科维希尔德（Covishield）疫苗，都代表你接种的就是病毒载体疫苗的针剂。尽管，生产表面蛋白质比生产 mRNA 更难，但这些疫苗的开发仍然非常迅速；最早两种使用病毒载体技术的新冠肺炎疫苗仅用 14 个月就进入了市场，打破了此前使用这种方法的研发纪录。在新冠肺炎大流行前，唯一获得批准的病毒载体疫苗是针对埃博拉病毒研发的，这种疫苗花了 5 年时间才获得批准。

还有一种疫苗，它的上市时间比病毒载体疫苗和 mRNA 疫苗都要晚，它被称为蛋白亚单位疫苗，你可能已经接种过此类疫苗，来预防流感、乙型肝炎或人乳头瘤病毒感染（更广为人知的名字是 HPV）。这些疫苗没有使用整个病毒来激活人体免疫系统，而是引入了几个关键部分，因此得名"亚单位"。它们不需要使用完整的病毒，所以相比于减毒或灭活疫苗，蛋白亚单位疫苗更容易生产。但是，与前两种疫苗相同的问题是，我们无法确定它们能引起足够强的免疫反应。因此，它们可能需要一种佐剂，这种物质会在免疫系统中触发红色警报，并大喊："嘿，过来看看这里的新造型！你最好能对它发起进攻。"

对于新冠病毒，通过一个颇为复杂的过程，诺瓦瓦克斯公司创造了一种添加佐剂的蛋白亚单位疫苗：他们对生产新冠病毒刺突蛋白的基因进行了部分修改，将其插入另一种类型的病毒，然后使用该病毒感染从飞蛾中提取的一类细胞。被感染的飞蛾细胞像冠状病毒一样长出了刺突蛋白，这些刺突蛋白被收集起来后，与一种可能是医学界已知的最有效的佐剂混合在一起，然后包装成疫苗。无论你相信与否，实际上，这种佐剂是从智利皂荚树的内树皮中提取的。如果你接种的疫苗是 Nuvaxovid 或 COVOVAX，你就是接种了蛋白亚单位疫苗。不同种类的新冠肺炎疫苗见表 6-1。

尽管我对这些技术持乐观态度，但我需要补充一点：我们做得很好，但我们也很幸运。由于冠状病毒在此前已经暴发过两次（非典型肺炎和中东呼吸综合征），科学家们对冠状病毒的结构已有很多认识，特别是他们已经确定其特有的刺突蛋白，作为疫苗的潜在目标。你或许已经看过许多张冠状病毒的图片，刺突蛋白就是病毒表面的那些突起。当需要为研制新冠肺炎疫苗而提供修饰的 mRNA 时，科学家们早已明晰靶标应该是什么。

我们从中汲取的经验是：我们需要对大量已知病毒和其他病原体进行长期的基础研究，以便在下一次暴发前尽可能多地夯实基础。此外，如我在前一章中所提，我们还应该加强对广谱性疗法的研究。

但是，在暴发期间，我们创制出一种新疫苗的速度再快，如果审批流程要耗费数年，它也是徒劳无功。所以，让我们详细分析一下审批流程的运作方式，以及我们如何在不牺牲安全性或有效性的情况下加快审批速度。

实际上，早在制定审批标准之前，人们已经开始利用疫苗。英国医生爱德华·詹纳被认为是现代疫苗的创始人，在 18 世纪晚期，他发现给一个小男孩接种牛痘，能防止其感染天花。牛

表6-1 不同种类的新冠肺炎疫苗[18]

| 研发团队 | 疫苗名称 | 疫苗种类 | 世界卫生组织紧急使用授权时间 | 截至 2021 年年底，大约供给剂量 |
|---|---|---|---|---|
| 辉瑞，德国生物新技术公司 | COMIRNATY | mRNA 疫苗 | 2020 年 12 月 31 日 | 26 亿 |
| 牛津大学，阿斯利康 | VAXZEVRIA | 病毒载体疫苗 | 2021 年 2 月 15 日 | 9.4 亿 |
| 印度血清研究所（牛津，阿斯利康的复本） | Covishield | 病毒载体疫苗 | 2021 年 2 月 15 日 | 15 亿 |
| 强生，杨森制药 | J&J | 病毒载体疫苗 | 2021 年 3 月 12 日 | 2.6 亿 |
| 莫德纳，美国国家过敏症和传染病研究所 | SPIKEVAX | mRNA 疫苗 | 2021 年 4 月 30 日 | 8 亿 |
| 国药，北京生物制品研究所 | Covilo | 灭活疫苗 | 2021 年 5 月 7 日 | 22 亿 |
| 科兴生物制品有限公司 | CoronaVac | 灭活疫苗 | 2021 年 6 月 1 日 | 25 亿 |
| 巴拉特生物技术公司 | COVAXIN | 灭活疫苗 | 2021 年 11 月 3 日 | 2 亿 |
| 印度血清研究所（诺瓦瓦斯的复本） | COVOVAX | 蛋白亚单位疫苗 | 2021 年 12 月 17 日 | 2 000 万 |
| 诺瓦瓦斯 | Nuvaxovid | 蛋白亚单位疫苗 | 2021 年 12 月 20 日 | 0 |
| 赛诺菲 | Sanofi | mRNA 疫苗 | 研发终止 | 0 |
| 昆士兰大学，澳大利亚生物科技公司（CSL） | UQ/CSL（V451） | 蛋白亚单位疫苗 | 研发终止 | 0 |
| 默克，巴斯德研究所，泰米斯生物技术公司，匹兹堡大学 | Merck（V591） | 病毒载体疫苗 | 研发终止 | 0 |

痘是一种与天花相似的疾病，但对健康的影响甚微。① "疫苗"（vaccine）这个词源自牛痘病毒的名字——vaccinia，其中 vacca 是拉丁语，意思是牛。[19]

到 19 世纪末，人们可以接种天花、狂犬病、鼠疫、霍乱和伤寒的疫苗，但尚不能确定疫苗是否有效，甚至不能确定它是否安全。

这种不受管制的市场引发了悲惨的后果。1901 年，在新泽西州卡姆登，被污染的天花疫苗引起了破伤风的暴发。同年，在圣路易斯，一种血清本应保护受种者免受细菌感染而患白喉，却因为受到污染夺去了 13 名儿童的生命。[20]

此类事件引发了公众的强烈不满，压力迫使美国国会开始规范疫苗和药物的质量，并在 1902 年资助美国公共卫生署的卫生实验室。最终，监管工作移交给了美国食品药品监督管理局，而联邦研究仍由卫生实验室负责[21]，也就是我们今天所知的美国国立卫生研究院。

在上一章中，我详细介绍了药物的审批流程。在很大程度上，它与疫苗的审批工作原理相同，所以我将在此简要概述，并指出审批药物和疫苗之间的主要区别。

**探索阶段**。2~4 年的基础科学研究，旨在确定候选对象。[22]

**临床前研究**。用一两年的时间，评估候选对象的安全性，研究它是否真的能在动物体内激活免疫反应。

---

① 像那个时代的许多科学家一样，詹纳的兴趣广泛，他是鸟类学家，还研究了刺猬的冬眠。

**Ⅰ期临床试验**。获得政府监管部门的批准后，可以在人体上进行临床试验，第一阶段是在小范围内对成年受试者开展试验。看起来与药物试验非常相似，但也有一些不同之处：通常疫苗研究的每个试验组会有 20~40 名受试者，以解决每个人的免疫反应程度不同产生的差异问题。在这一阶段，要观察候选疫苗是否会引起副作用，但为了加快速度，公司可能还会尝试将Ⅰ期临床试验和Ⅱ期临床试验的研究整合为一个整体的方案（强生公司为推进其新冠肺炎疫苗正是采取了这一方法）。相比之下，针对小分子药物的Ⅰ期临床试验的规模可以小得多。

**Ⅱ期临床试验**。将招募上百名受试者接种候选疫苗，他们是目标接种人群的代表。在这一阶段，将衡量疫苗是否安全，检查它能否以正确的方式激活受试者的免疫系统，并计算出适当的剂量。

**Ⅲ期临床试验**。将进行更大规模的试验，涉及成千上万名受试者，其中一半的人得到的是安慰剂或目前可用的最有效的疫苗。在Ⅲ期临床试验阶段，需要完成两个目标，并且需要来自不同社区的大量受试者，这些社区应该是你希望阻止疾病肆虐的地方。其中一个目标是：证明与安慰剂相比，这种疫苗能显著减少疾病发生。一旦试验开始，你必须等到有足够多的病例，才能确定是否大多数感染发生在接种安慰剂的人身上，而不是接种疫苗的人身上。这一阶段的另一个目标是确定相对罕见的不良反应和副作用，比如每 1 000 名受种者中就有 1 人会出现这种不良反应。因此，为了有机会检测到 10 个副作用的实例，需要 2 万名受试者：1 万名受试者接种疫苗，1 万名受试者接种安慰剂。

为了确保疫苗对每个需要它的人都有效，试验还需要不同性别、来自不同社区、不同种族、不同民族和不同年龄群体的受试者。斯蒂芬·华莱士（Stephaun Wallace）是西雅图弗雷德·哈奇的流行病学家，他和世界各地的许多人都在努力扩大潜在受试者的数量。

华莱士在洛杉矶的黑人区长大，切身感受到你的种族在各个方面影响着社会对待你的态度，包括医疗系统。20 多岁时，他搬到了亚特兰大并创建了一个组织，为携带艾滋病病毒的年轻黑人男子提供帮助。这段经历激发了他对公共卫生领域不平等性的关注，并带领他走上这一职业道路，希望解决此类问题。

华莱士在弗雷德·哈奇的工作重点是优化临床试验的运行方式。他和同事们关注的重点是：与不同群体接触，包括与不同社区的领导人合作，为这些社区定制洽谈方式，使日程安排更加灵活，并使用通俗易懂的语言撰写同意受试的知情文件。

华莱士此前在推进艾滋病病毒疫苗的试验，当新冠肺炎大流行袭来时，他迅速转向对大多数主要的新冠肺炎候选疫苗（以及一些治疗方法）开展试验。他甚至亲自参加了一项临床试验，借此希望能让更多像他一样的人相信疫苗是安全的。最终的结果是，众多有色人种加入了这些试验，比华莱士之前参与的任何一项试验都要多。

在新冠肺炎大流行期间，尽管必须加快疫苗试验的速度——就像药物试验一样，但安全性和有效性的标准并没有改变。世界卫生组织紧急批准的每种疫苗都在世界各地数千人身上进行了安全性试验。事实上，由于许多人已经接种了新冠肺炎疫苗，而且密切跟踪了每个人的安全记录，科学家们对目前市场上的各种疫苗都有翔实的安全性评估数据——孕妇这样的群体也包含在内。由于不确定是否会对腹中胎儿产生副作用，所以孕妇在疫苗的临床试验中通常不会被优先考虑。

新冠肺炎疫苗获得批准如此之快的另一个原因是，负责审批的工作人员不辞辛劳，加班加点，将可能需要数年时间的流程缩短到几个月。华盛顿特区、日内瓦、伦敦和其他城市的政府工作人员夜以继日地工作，检查疫苗试验数据，审阅数十万页的文件。下次你听到有人说政府官员的坏话时，请记住这一点：如果你是第一时间接种了新冠肺炎疫苗的人之一，如果你确信它不会对你造成严重伤害，那么你要感谢美国食品药品监督管理局的无数无名英雄，是他们牺牲了陪伴家人的时间，通宵达旦地为此付出了努力。

下一次，我们需要更加快速地试验和审批。我在第五章中提到，应该努力提前为试验做好准备，比如商定试验方案、建设执行试验的基础设施，这对疫苗和药物的开发扶持具有重要意义。此外，在新冠肺炎大流行期间，研究人员和监管机构对 mRNA 疫苗和病毒载体疫苗的安全性有了更多的了解，他们将能够利用这一知识储备，在未来更快地对候选疫苗进行评估。

让我们回到第五章中的假设，一旦疫情暴发，假设全球没能及时将其控制，而且正在向各地蔓延，此时我们需要为数十亿人接种疫苗。有几种疫苗已经通过审批和审查流程，并被许可用于人类。现在我们需要解决其他一系列问题：我们如何制造足够的疫苗并合理分配剂量，使其发挥最大的作用？

让我们来看看还需要生产多少疫苗：全球每年通常生产五六十亿剂疫苗，这包括了儿童疫苗、流感疫苗、脊髓灰质炎疫苗等所有疫苗。如果暴发大规模疫情，地球上约80亿人口，若每人一剂，需要生产近80亿剂新疫苗，若每人需要两剂，则可能需要多达160亿剂。我们需要在不影响其他救命疫苗的情况下实现这一点，目标应该是在6个月内完成。

而且，如果你是疫苗制造商，生产过程的每一步都会面临挑战。

· 首先，你需要生产疫苗中的活性成分。为此，你可能需要培养细胞或细菌，用你想要阻止的病原体感染它们，然后获取它们为疫苗生产的物质。要做到这一点，你需要一个叫作生物反应器的容器，它可以是一个可重复使用的钢桶，也可以是一个一次性塑料袋。但两者的供应都是有限的，在大流行初期，生物反应器被多家公司大量收购，都希望能早日取得突破性进展。如果你曾在超市里买不到卫生纸，那你便会理解他们的感受。

· 其次，你将把疫苗和其他东西混合，使其更有效或更稳定。如果是 mRNA 疫苗，你需要一种脂质来保护 mRNA。如果是其他类型的疫苗，你可能还需要一种佐剂。无奈的是，智利的皂荚树很难获得，所以如果你想用它们的内树皮作为佐剂，那么生产可能因为等待分配时间过长而被迫暂停。未来，我们需要制造更多的合成佐剂，才能快速扩大生产规模。

· 最后，你需要把疫苗分装入小瓶。因此，需要无菌的、高精确度的设备，而且小瓶必须符合严格的规范，细至玻璃和瓶盖的类型。（在新冠肺炎大流行期间，人们一度担心，用于制造这种玻璃的高纯石英砂可能会耗尽。）你还需要根据疫苗购买国的规定给小瓶贴上标签，包括可以使用的语言，这些规定在不同的国家会有所不同。

多年来，全球卫生界一直在讨论：豁免企业的知识产权是不是生产更多疫苗或药物的有效途径。在某些情况下，豁免知识产权有助于提供低成本的药物，比如我在第五章提到的对艾滋病的治疗。这段沿革在 2021 年再次引起广泛关注，因为倡导者们呼吁世界贸易组织豁免对新冠肺炎疫苗的知识产权保护。

全球肯定需要制造更多的疫苗，有很多方法可以做到这一点，我将在本章的后面叙述。不遂人意，豁免知识产权的呼声来得太迟，无法帮助弥补供应缺口。全世界能够符合所有国家和全球质量和安全标准的疫苗生产资源有限，包括疫苗生产设备和人员的数量。而且因为大多数疫苗都是用极其特殊的工艺过程生产的，不能简单地把用于制造病毒载体疫苗的设备应用于 mRNA

疫苗的生产，而是需要新的设备并对工作人员进行新的培训，即便如此，工厂仍然需要通过审核，才能投入新产品的生产工作。

设想一下，如果 A 公司被要求公布其获批疫苗的配方，而现在 B 公司想复制生产 A 公司获批的疫苗，就需要达到所有规定的标准。因此，仅仅得到 A 公司的配方是不够的，还需要 A 公司生产疫苗的其他信息，比如生产流程的细节、临床试验的数据及上报监管机构的细节。但是，上述信息很可能也适用于 A 公司的其他产品，也许他们想用同样的流程制造对抗癌症的疫苗，这时，他们就会对公布这些信息心存顾虑。

如果 B 公司仅根据配方开展生产，那么只要生产流程与 A 公司有哪怕一丁点儿的偏差，他们就必须进行新的临床试验，这就违背了当初获得 A 公司配方的初衷。最后，两家公司发布的两种产品看似相同，其安全性和有效性却可能存在差异。在每个人都希望得到明确信息的时候，这就造成了疫苗的混乱。B 公司可能无须承担被 A 公司起诉的风险，但除此之外，它并没有得到什么好处。

更重要的是，生产疫苗的流程通常比生产药物更复杂。切记，许多药物是通过化工流程产生的，这些流程是明确的、可测量的，但许多疫苗并不是这样的，生产它们通常涉及活的有机体，大到鸡蛋，小到细菌，都可能成为用以生产疫苗的原材料。

问题是无法确定生物每次都以完全相同的方式工作，这意味着即使按照同样的流程做了两次，这两次得到的产品也不一定完全相同，因此难以评判仿制版是否符合原版的标准，哪怕仅仅是在重要的方面也很难衡量。制造疫苗的流程通常涉及数千个步骤！即使是有经验的疫苗制造商也很难复刻另一家公司的流程，只有当其从原始生产商那里获得技术援助时，才最有可能取得成功。

这就是为什么有仿制药，但没有仿制疫苗。或许随着mRNA疫苗技术的成熟，这种情况在未来可能会改变，但目前看来还是空中楼阁。因此，2021年关于豁免知识产权保护的争辩，并不能在我们需要时显著增加新冠肺炎疫苗的供应。

2020年，我们做出了全球疫苗供应的关键决定。2020年上半年，多个组织（包括流行病防范创新联盟、疫苗联盟、多国政府和盖茨基金会）与疫苗系统中的多家公司合作，统筹规划，最大限度地增加疫苗的生产数量。所采用的方法并不是简单地公开知识产权，继而要求制造商自行设计和试验，而是合作并共享所有信息，包括工厂设计和验证疫苗质量的方法，同时与监管机构合作。2020年以前，此类协议非常罕见，但考虑到迅速生产大量疫苗的紧迫性，在不影响监管批准和产品质量的情况下，这是让更多工厂投产的最佳方式。

这些疫苗被称为"第二货源"。在第二货源交易中，一家拥有可行候选疫苗的公司与另一家公司协商合作，同意利用其工厂设备制造同种疫苗。他们不仅共享疫苗的配方，还会告知如何使用配方等相关知识，甚至提供操作人员、数据和生物样本。[23] 这就像是你买了一本张锡镐（David Chang）的烹饪书，然后他带着食材出现在你家里，向你介绍他的拉面秘方。

这一计划的实现需要细致复杂的部署，涉及核算与授权生产有关的成本和时间，谈判必要的许可条例，并确定双方都能接受的条款。而且会同时打压两家公司的积极性：想象一下，若要求福特公司邀请本田公司使用其工厂生产雅阁汽车，会是怎样一番景象？

但是，一旦它们成功合作，这一部署便非同凡响。正是第二货源交易（而不是政府授权的知识产权豁免）使得印度血清研究所以极低的成本和创纪录的时间生产了 10 亿剂新冠肺炎疫苗。

在新冠肺炎大流行前，输入中低收入国家的大多数疫苗不是通过第二货源协议生产的，而是由低成本制造商生产的。这些制造商获得慈善资金捐助，自行研制了一些疫苗。但在大流行期间，公司间达成的第二货源交易比以往任何时候都多。在不到两年的时间里，仅阿斯利康一家制造商就与 15 个国家的 25 家工厂达成了第二货源交易。（别忘了，阿斯利康是在同意放弃新冠肺炎疫苗利润的情况下，共享了疫苗的全部制造技术。）诺瓦瓦克斯公司与印度血清研究所签署了一份协议，从而生产一种目前在许多国家使用的疫苗。强生公司也与印度的生物制药有限公司和南非的阿斯彭制药公司签署了一份协议。从总体数据来看，第二货源交易带来了数十亿剂新冠肺炎疫苗的生产增量。在未来，如果现在达成这些交易的公司之间能维护彼此的关系，那么在下一次疫情暴发时，他们就不必从头开始，这样的交易便会更快达成。

这也是另一个我希望通过 mRNA 疫苗解决的问题。许多制造疫苗的传统方法是相当神秘的，这意味着在商讨第二货源交易的过程中要做到一丝不苟。但是，由于 mRNA 疫苗的基本制造方法大体相似，只需要把旧的 mRNA 换成新的，并确保脂质以正确的方式生成，这应该更容易实现在公司之间的授权生产。还有一些新的模块化技术正在萌芽，如果它们被证明是可行的，那么建造和运营疫苗生产基地的门槛将降低，成本与技术上都更可行。这将使疫苗生产方式更加灵活，能够根据需要进行调整，以生产不同类型的疫苗。

最后一点，世界卫生组织和流行病防范创新联盟等全球机构可以采取一些措施。世界卫生组织应该将疫苗包装瓶上的标签标准化，这样公司就不必为同一种疫苗制作多种不同的标签。流行病防范创新联盟和其他机构应该提前购买生产疫苗和包装瓶所需的原材料，然后将它们分发给最有前景的候选疫苗生产商。在新冠肺炎大流行期间，流行病防范创新联盟对玻璃包装瓶的分配采取了这种做法，以确保任何公司缺乏足够数量的包装瓶时有储备供应。


新冠肺炎疫苗显著降低了患重症和死亡的风险，但你能获取疫苗接种的速度在很大程度上取决于你生活在富裕国家、中等收入国家还是贫穷国家（见图 6-7）。2021 年，全球一半以上的人口至少接种了一剂新冠肺炎疫苗，而在低收入国家，只有 8% 的人接种了疫苗，更糟糕的是，富裕国家中健康的年轻人比贫穷国家的老年人和一线工作者更早接种疫苗。[24] 不太可能因新冠肺炎而患重症或死亡的人先于高危人群接种疫苗，只是因为他们生活在富裕国家。

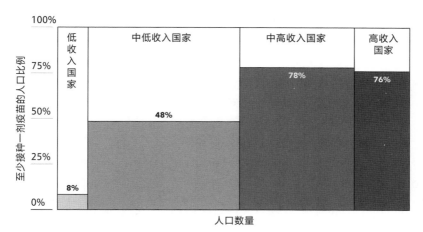

**图 6-7　疫苗分配不平等** [25]

注：截至2021年12月，较富裕国家人口的新冠肺炎疫苗接种率远高于低收入国家人口。每个方框的宽度代表其在全球人口中的占比。

　　理论上，我们本可以通过更公平地分配现有的疫苗剂量来缓解分配的不平等。诚然，在新冠肺炎大流行期间，富裕国家没有兑现向较贫穷国家提供 10 亿剂以上疫苗的承诺，但兑现这些承诺并不足以填补缺口。而且，分配有限的剂量本身并非长久之计——我们没有理由相信富裕国家在未来会更愿意这么做。有多少政客会告诉年轻的选民，他们无法接种疫苗的原因是疫苗被赠予了其他国家，而此时本国的学校仍然关闭，人们仍然面临死亡？

　　这就是为什么我认为与其重点关注重新分配，更务实的做法是致力于制造更多剂量的疫苗。如果剂量充足，那么谁能够获取有限的资源便不再是棘手的问题。2021 年，白宫宣布了一项雄心勃勃的计划：在发觉到威胁的 6 个月内，开发、测试、生产并向世界上所有的人分发安全、有效的疫苗。[26] 如果是一种两针剂的疫苗，这意味着在发现病原体后 6 个月左右需要生产大约 160 亿剂疫苗。

所以，让我们聚焦于如何为全球制造足够的疫苗，首先看看疫苗如何定价，以及如何让它们更便宜。

由于开发新产品的成本过高，研发新疫苗的公司试图通过以发达国家负担得起的较高价格出售疫苗，以便尽快收回成本。即使他们最初的生产流程导致疫苗价格高昂，他们也并不希望重新设计疫苗，因为他们将不得不通过新的监管审核。

对于一些疫苗，解决办法是：与发展中国家的制造商合作，研制出针对同一疾病的新疫苗，同时确保生产成本低廉。这比重新开发疫苗要容易得多，因为这一点很容易实现，并且你已经知晓疫苗需要激活的免疫反应。

五联疫苗就是一个很好的例子，它可以预防五种疾病。最广泛使用的一种五联疫苗是在 21 世纪初发明的，但只有一家制造商，而且每剂疫苗的价格不低于 3.5 美元，对低收入国家和中等收入国家来说相当昂贵。[27] 我们在上文中提到，印度的生物制药有限公司和印度血清研究所最近开始生产新冠肺炎疫苗。盖茨基金会及其合作伙伴此前与这两家印度的疫苗公司合作，开发一种世界各地都能负担得起的五联疫苗。在我们的共同努力下，使疫苗价格降至每剂不足 1 美元，并提高了覆盖率，使 8 000 多万婴儿每年都能接种三剂疫苗。自 2005 年以来，覆盖率提升了16 倍。[28]

目前，针对儿童的两大杀手——轮状病毒和肺炎链球菌（导致严重的呼吸道疾病），已通过类似的协议使新疫苗上市。印度血清研究所和同样位于印度的巴拉特生物技术公司都研制出了价格合适的轮状病毒疫苗，现在这种疫苗可以提供给印度的每个儿童。同时，轮状病毒疫苗也被用于多个非洲国家，两家公司都致力于使疫苗更容易在世界上最贫穷的国家普及。可喜的是，当我写这本书的时候，印度宣布将把肺炎疫苗的普及率从全国不到一半扩大到整个国家——这一决定每年将挽救成千上万儿童的生命。[29]

过去 20 年来，盖茨基金会一直是发展中国家疫苗生产的最大资助者。我们从这一段经历中窥探到，对这些国家来说，创建一个完整的疫苗生产生态系统是一条漫长而艰难的道路，但这些障碍是可以克服的。

首先，有一个监管批准的问题。世界卫生组织需要批准联合国机构（如新冠肺炎疫苗实施计划）购买的每一种疫苗。如果该疫苗已经由美国、欧盟或其他几个国家的政府批准，那么世界卫生组织的审查就会相对迅速。否则，世界卫生组织的审查将更加全面深入，可能需要长达一年的时间（尽管该组织正在努力加快所有审批流程）。

印度和中国都拥有强大的疫苗制造业，两国都在努力获得这一委任，从而使世界卫生组织的审查速度更快。一旦这些国家获得了委任，其生产的疫苗和其他创新产品将比现在更快地应用于世界其他地区。在非洲，区域组织正与世界卫生组织和其他合作伙伴合作，以提高非洲大陆的疫苗质量监管，而且各国政府已经开始采用国际疫苗标准，这样制造商就不必迎合每个国家的不同要求。

除了审批流程，还有另一个挑战。疫苗制造商需要在疫情暴发期间同时生产其他产品，否则他们将面临倒闭的风险。随着疟疾、结核病和艾滋病等疾病的新疫苗问世，它们将扩大疫苗市场的整体规模，为新的生产商创造空间。与此同时，各国可以承担灌封流程——将其他地方生产的疫苗装入无菌瓶后进行分配。

2005 年前后，在一次越南之行中，我参观了一家农村卫生诊所，希望能亲身感受一下那里的工作人员所面临的挑战。作为疫苗事业的忠实粉丝和资助者，我特别感兴趣的是，在被人们称为"最后一英里"的距离中，如何将疫苗从储存设施运送到偏远的诊所，最后到达受种者那里。

我在第三章中曾提到，这家诊所刚刚收到一批轮状病毒疫苗，但是存在一个问题：医务工作者拿了几瓶疫苗，试图把它们放在便携式冷藏箱里（这些冷藏箱是疫苗接种员外出开展工作时携带疫苗的工具），新疫苗却无法装进冷藏箱。

这似乎是个小细节，却引发了大问题。大多数疫苗如果在从工厂到最终目的地的过程中没有冷藏保存，就会失效。疫苗通常需要在 2~8 摄氏度（或 35~46 华氏度）的条件下储存。如果诊所不能保持疫苗的低温，那么这些疫苗就会失效，需要被丢弃。（在整个过程中保持合适的温度被称为保持冷链。）

轮状病毒疫苗的制造商很快通过改变疫苗瓶的大小解决了这个问题，但它充分说明了一个至关重要的问题：将它们有效运送到世界上每个需要疫苗的角落对物流来说是一项巨大的挑战，像容器大小这样看似微不足道的决策都可能会使努力功亏一篑。

　　值得欣慰的是，在世界大部分地区，疫苗运送的冷链问题和其他障碍已经解决（见图 6-8）。今天，85% 的儿童至少接种了前文提到的三针剂五联疫苗。但是，要让剩余 15% 的儿童接种疫苗仍面临巨大的挑战。

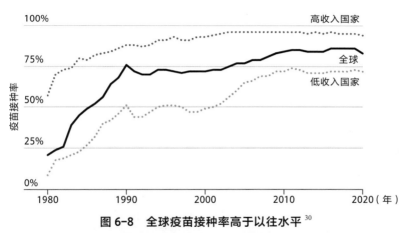

**图 6-8　全球疫苗接种率高于以往水平** [30]

注：自1980年以来，接种三针剂预防白喉、破伤风和百日咳（DTP3）疫苗的儿童比例已大幅上升。

　　为了确保世界上每个儿童都能获得大多数国家的儿童所享有的基本疫苗保障，并在疫情全球蔓延之前做好准备，我们需要具备向所有地区提供疫苗的能力，即使是最偏远的地方。让我们了解一下把疫苗从工厂送到受种者身边需要做哪些准备。

根据大批量疫苗被送往的目的地的不同，沿途可能有多达 7 个中转站。装有疫苗的集装箱可能乘船或飞机抵达一个国家，并被送往一个国家级储存基地。在那里，它们将被运往一个区域性储存机构，然后是一个区，接下来是一个街道，最后是一个社区机构。一名医务工作者将装上一些疫苗，前往偏远地区，帮助人们在家中或住所附近接种疫苗（见图 6-9）。

　　在运输过程中的每一步，装有疫苗的集装箱都必须保持合适的温度，不仅是在每个存储设施内，在从一处设施到另一处设施的途中也要保持低温。任何一个设施都可能断电，导致制冷设备关闭，使疫苗面临失去效力的风险。辉瑞公司的 mRNA 疫苗甚

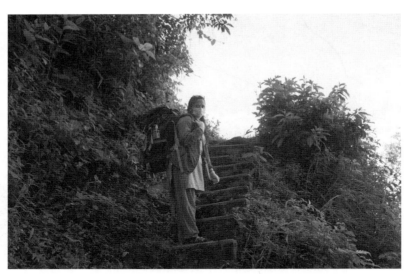

**图 6-9　一名尼泊尔的医务工作者**[31]

注：她每天要跋涉数英里，路途艰险，常常需要翻山越岭，为居住在偏远地区的人们接种疫苗。

至必须储存在零下 70 摄氏度（零下 94 华氏度）的环境中，这对发展中国家来说是一个巨大的难题，如何保持疫苗的低温已经是一个挑战。

最终，疫苗之所以能够到达需要它们的人手中，完全依靠那些舍己为人地为他们运送"最后一英里"的医务工作者。他们的工作需要莫大的耐心和毅力——他们每天经常要徒步数英里，跋履山川，步步荆棘。根据疫苗的种类，他们可能需要将粉末稀释到液体中，小心地使用每种疫苗的正确配比来准备每剂疫苗。在这个过程中，他们可能会被针头扎到，他们还必须注意区分仿造的疫苗。他们必须保证接种记录准确细致，对哪些人已经接种疫苗做好记录。

为了解决这些问题，我们正在从事一些突破性的工作。例如自毁式注射器，它有一个内置的安全机制，避免意外扎伤，也防止注射器被反复使用。在为儿童接种百日咳和其他疾病的疫苗时，自毁式注射器确实是救命稻草，但在新冠肺炎大流行期间，使用它们接种新冠肺炎疫苗的需求非常大，这使常规的儿童免疫计划面临威胁。联合国儿童基金会和其他组织参与进来，制造和分发更多的自毁式注射器。

印度的疫苗接种人员正在使用一种新的便携式冷藏箱，如果冷藏箱里的温度太低，它可以防止疫苗被冻住。研究人员也在开发新的疫苗配方，这样就不需要在运输途中的每一步都保持低温。此外，他们努力降低运输成本，并通过缩小包装节省冷藏所需的空间。同时，他们还简化了疫苗接种的工作流程，医务工作者不再需要现场混合配制粉末和液体。

疫苗接种人员可以用手机扫描印在疫苗瓶上的条形码确认疫苗是否合法，就像用手机扫描餐厅的二维码浏览菜单一样。每瓶疫苗被扫描时，卫生监管部门都能准确地追踪使用过的药瓶数量，这将提示他们区域诊所将在何时缺乏储备剂量，以及何时需要补充。改善接种疫苗的方法，比如用含有微针的小贴片取代针头和注射器，可以使接种过程对每个人来说更安全，也可以使疫苗更容易接种。设想一下，可能接种用的注射器表面上看起来就像人们用来戒烟的尼古丁贴片。你可能看到过类似的言论（在本书中，或者是在其他地方）：疫苗的主要目标是防止患重症和死亡，而不是防止感染。事实上，这并非理想的情况，完美的疫苗应该可以防止被感染，这将在减少疾病传播方面起到很大的作用——接种过疫苗的人都不可能将病原体传染给其他人。麻疹疫苗就是一个很好的例子：接种两针剂后，它能为受种者提供97%的保护抵御感染。[32]

让其他疫苗同样达到这一水平将是一个长期目标，其中一个相对可行的方法是：用不同的方式将它们注射到人体的不同部位。仔细思考一下你是如何感染上新冠病毒的，病毒通过鼻腔和呼吸道进入你的身体，并附着在黏液上。因此，在你的大臂上打一针疫苗并不足以在你的黏液细胞中产生足够的免疫力。要做到这一点，最好是用鼻喷剂或液体形式的可吸入疫苗。

人类已经发现一类主要存在于鼻腔、喉咙、肺部和消化道等潮湿表面的抗体。与血液中的抗体相比，此类抗体有更多的位点可以抓住病毒，这使它们能更有效地捕捉病毒。（我曾看过一篇尚未发表的论文，研究表明，至少在小鼠身上，此类黏膜免疫可能提供 10 倍的保护。）

在未来，你可能会通过吸入或口服的方式接种疫苗，从而使得身体具有免疫力，防止严重感染或死亡。黏膜表面也会产生免疫应答，这将保护你，并降低你通过呼吸、咳嗽或打喷嚏传播病毒的概率。当拉里·布里连特等科学家应邀为电影《传染病》中描述的假想病毒研制一种假想疫苗时，他们选择了鼻腔喷雾疫苗，他们后来讲述原因时说："它很容易在全球范围内生产、分配和运输。"[33]

除了接种疫苗的新方法，我们还应该寻求另一种可能：可以与疫苗联合使用的阻止感染的药物。这种药物可以在短期内保护你不受感染，疫苗则可以作为一种后盾，长期保护你不受严重疾病的侵袭。你可以在疾病传播特别快的时候使用这种药物，但是如果它不起作用或者你未能经常服用，你仍然在疫苗的保护下，因而不必去医院就诊。

这些药物背后的技术仍处于早期阶段，但如果我们能够让它们达到可以快速开发的程度——就像现在的 mRNA 疫苗一样，并通过提供鼻腔喷雾或药品来实现免疫接种，它们会是将疫情控制在低水平的有力工具。

如果它们足够便宜且持久——一剂药只需几美分就能维持30 天甚至更长时间，那么用它们来阻止季节性呼吸道感染就更有意义了。每个学龄儿童都可以在每月月初接种一剂。你甚至可以设立鼻嗅接种站，人们每隔几周就可以去吸入一次。

人们正在这一领域开展一些令人兴奋的工作，我将其称为阻断剂。例如，瓦克萨特公司（Vaxart）已经就一种治疗流感的口服阻断剂展示了有前景的试验数据，并且正在为新冠肺炎开发一种阻断剂。尽管如此，总的来说，这种方法并没有得到足够的关注，因为它对新疾病和现有疾病都仍是一个重大难题。政府和企业需要加大对它的投资，尤其要把重点放在其市场价格的管控上，让低收入国家和发达国家都能负担得起并广泛使用。

然而，如果人们拒绝使用这些新发明，那么所有投入将一文不值。每当我和科学家、政治家或记者谈论阻断剂或疫苗时，每个人都会表现出"疫苗犹豫"。我想有一天我们也将不得不面对"阻断剂犹豫"。

研究"疫苗犹豫"的研究人员已经洞察到一些线索，但是其中的问题相当复杂。恐惧和怀疑当然是犹豫的原因之一，还包括人们对政府的信任程度，以及他们获取及时、准确的信息的能力。例如，当涉及健康问题时，美国许多黑人普遍对政府的善意持怀疑态度。这不难理解，声名狼藉的美国公共卫生署在过去进行了长达 40 年的塔斯基吉研究，这是一项可怕的实验，该研究观察了数百名黑人男性患梅毒的影响，却没有告诉他们真正的诊断结果，甚至在研究进行了 11 年后才开始治疗。

还有一些与恐惧、不信任或错误信息无关的社会经济因素，比如人们能否到达免疫接种点。许多人没有可以借助的交通工具，无法去几英里外的诊所，也许他们难以负担停止工作或找人照看孩子的费用。对需要独自长途跋涉才能接种疫苗的女性来说，安全也是一个要考虑的因素。

但这些年来，我逐渐明白，你不能仅仅通过向犹豫不决的人灌输更多的事实来说服他们。你需要贴近他们生活的地方，与他们交谈——通过文字宣传且躬体力行。

这意味着疫苗需要是价格低廉的，甚至免费的，并在人们可及的范围内就近提供。让人们看到政客和名人接种疫苗，也会有所帮助。也许最重要的是，人们需要从可信的来源听到真相，比如他们熟知的宗教领袖和当地医务工作者。

在赞比亚，任何想要寻找有用信息的人都可以把收音机调到调频99.1。天主教教徒、社会工作者阿斯特丽达·班达（Astridah Banda）修女每周主办一次"了解新冠肺炎运动"，这是一档访谈节目，她和嘉宾就如何预防新冠肺炎为主题展开讨论，并回答来电者的提问（见图6-10）。阿斯特丽达修女不是医生，但她对公共卫生充满热情。新冠肺炎登陆赞比亚后，她注意到大多数公共卫生公告都是用英文书写的。虽然英语是赞比亚的官方语言，但许多人只会说当地语言，因此没有获取到公告的信息。她找到亚萨尼社区广播电台，希望开始广播，在广播中她可以将公告翻译成当地语言，并分享有关新冠病毒的其他信息。现在有150多万人收听她的节目。

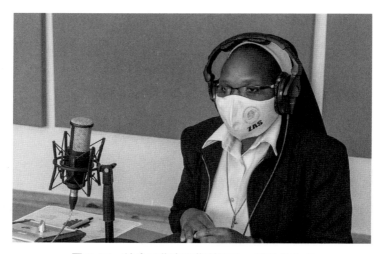

**图 6-10 社会工作者阿斯特丽达·班达修女** [34]

注：她通过赞比亚卢萨卡的亚萨尼社区广播电台传播有关新冠肺炎的信息。

在任何疫情暴发之时，世界都需要像阿斯特丽达修女一样的人，并联合其他人共同努力。提高疫苗接种率依赖于供给和需求，即你需要提供足够多的疫苗，人们也愿意接种疫苗。正如我在本章中所说的，创新的政策和技术将帮助我们制造并提供充足的疫苗，供应给每个人，然而确保存在需求也同样重要。

本章可归结为两点：第一，尽管新冠肺炎汹汹来袭，但祸中有福，疫苗的生产速度如此之快，世界也是幸运的；第二，我们仅窥探到高效疫苗的一隅，我们不能寄希望于运气，幻想面对下一次大流行同样会如此幸运（因为在大流行的阴霾散去之后，其他拯救生命的方式将会涌现），为了获得更好的疫苗，世界任重道远。

我认为应该优先资助和研究以下六个领域。

· **通用疫苗**。有赖于 mRNA 疫苗的出现，应该有可能实现对通用疫苗的开发，创造出针对同一病原体的几种变异株，甚至是多种病原体的疫苗制剂。我们可以研制出保护人体免受冠状病毒、流感病毒和呼吸道合胞病毒感染的疫苗，如果幸运的话，甚至可以消灭这三个家族的病毒。

· **一步到位**。新冠肺炎疫苗接种面临一个很大的阻碍——需要多次接种。对那些可以轻松到达诊所或药房、不必担心儿童无人护理、可以请假的人来说，这只是有些麻烦，但对有些人来说，这是一个巨大的壁垒。新的疫苗配方将通过一次注射，给予受种者与现在两针剂注射相同的保护；考虑到现在已经在进行此类工作，我认为这是一个可以实现的中期目标。理想的疫苗将保护受种者的一生，而不是每年都需要加强；对免疫系统的深入研究应该能让我们找到提供这种持久保护的方法。

· **全面保护**。现有的最好的新冠肺炎疫苗（至少是在我写作本书时）可以降低被感染的风险，但它们并不能保证受种者不被感染。如果我们能制造出为人体提供全面保护的疫苗，那么我们就能有效减少该疾病的传播——突破病例将成为过去。我们希望人体的黏膜组织能筑牢免疫防线，包括口腔和鼻腔。

· **不再需要冷链**。如果疫苗不需要一直低温保存，那么提供疫苗就会容易得多，特别是在发展中国家。至少从 2003 年起，研究人员就开始关注这一问题，但仍然没有一个全面的解决方案。如果我们做到了，它将彻底改变贫穷国家的疫苗运送方式。

· **简单易行，任何人都能接受。**疫苗和阻断感染的药物，如果能以药片形式服用或用鼻腔喷雾吸入，将比注射型药物更容易推广。我在上文中提及的微针贴片，将淘汰锋利的针头和注射器。你可以在便利店买到，然后自己使用，不需要医务工作者的帮助，也不需要在手臂上扎针，甚至可能不需要保持低温。研究人员已经以接种麻疹疫苗为例开展了对贴片雏形的研发，尽管这项工作正在快速推进，但我们仍然需要更多的时间和精力为它们进入市场做好准备，并且启动大规模生产，甚至使用贴片技术作为治疗其他疾病的手段。

· **扩大生产。**要使上述所有创新发挥功用，仅研发和获得批准远远不够，还需要在 6 个月内大量生产这些产品——以满足全世界的需求。要做到这一点，我们需要在世界各地（包括在受疾病威胁最严重的地区）具备生产能力，还需要变通考虑如何在没有大流行威胁的情况下。保证新的生产基地和设备的正常运转。

第七章

# 全面模拟演练

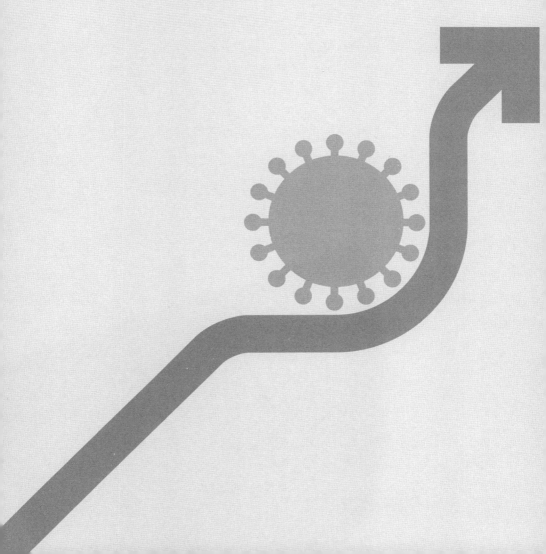

2015 年 7 月,《纽约客》杂志发表的一篇文章引发了美国西海岸的舆论海啸。[1] 我就住在西雅图郊外,我依然记得自己在电子邮箱中看到朋友转发的这篇文章后,随即转发给了其他朋友。那年夏天,这篇文章成为餐桌上的固定谈资。

文章的标题是"超级大地震:一场地震将摧毁西北沿海大部分地区。问题是什么时候"。文章的作者是一位名叫凯瑟琳·舒尔茨(Kathryn Schulz)的记者,她因这篇文章获得了普利策奖。在文章中,她分析了从加拿大到华盛顿州、俄勒冈州和加利福尼亚州北部的一大片海岸线,这里位于卡斯凯迪亚俯冲带附近。卡斯凯迪亚俯冲带位于太平洋下方数百英里处,是两个地壳板块交汇的地方,其中一个板块在另一个板块下方滑动。

俯冲带本身便不稳定,容易引发地震。地震学家估计,卡斯凯迪亚地区平均每 243 年发生一次大地震,上一次发生在 1700 年前后。243 年这一平均数颇具争议,卡斯凯迪亚地区的地震发生间隔可能比这更长，但当我们读到这篇文章时，作为当地人，我们无法对这一事实置之不理——卡斯凯迪亚地区最后一次地震发生在 315 年前。

这篇文章引用了骇人的推测：卡斯凯迪亚地震及其引发的海啸可能导致近 1.3 万人死亡，2.7 万人受伤，100 万人流离失所。如果地震发生在夏季，西海岸的海滩上满是游客时，死亡人数可能会更多。

为了检验太平洋西北地区是否已准备好应对超级大地震，联邦政府督察一系列周期性的全面演练，并称其为"屹立不倒的卡斯凯迪亚"。2016 年的演练有来自几十个政府机构、军队、非营利组织和企业的数千人参加。[2] 一份冗长的事后报告详细描述了结果，并发表了在这一真实的演练中获得的一系列经验教训。该报告还指出："对于灾难的响应要求与我们以前经历的响应有本质上的不同……需要大规模的应对措施。"下一次"屹立不倒的卡斯凯迪亚"演练计划于 2022 年夏季进行。

我希望我可以汇报表示，"屹立不倒的卡斯凯迪亚"已经带来重大变化，太平洋西北地区现在已经为灾难性地震做好了准备。遗憾的是，情况并非如此。首要问题是，对该地区所有（哪怕大部分）建筑进行改造，提升抗震性能，成本高得令人望而却步。

但此类演练仍然具有价值，至少政府在试图让人们关注这一问题。

我们常常倾向于交替使用"演习"和"演练"这两个词，但在防备灾难的情况下，它们的意思完全不同（见图 7-1）。

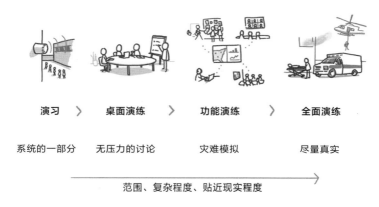

图 7-1　模拟种类

首先，演习只是对一个系统的一部分进行测试，比如，你所在建筑的火灾警报是否有效，以及是否每个人都知道如何快速逃生。

其次，随着复杂程度的提升，还有桌面演练，一种旨在发现和解决问题的讨论。更复杂的是功能演练，即在不移动人员或设备的情况下，模拟灾难，检验整个系统的运行情况。

最后，还有全面演练，如"屹立不倒的卡斯凯迪亚"。这些场景的设计是为了尽可能接近真实场景，例如，参与人员假装生病或受伤，车辆需要载着人和设备移动。

在我学习大流行防范和预防的过程中，一直令我感到惊讶的是，尚无正在进行的全面演练旨在检测世界发现和应对疫情暴发的能力。正如世界卫生组织的流感预防计划在 2018 年的疫情暴发演练指南中所指出的："在制定国家流感大流行防备计划和培养应对流感大流行所需的能力方面，世界各国都投入了大量的精力和资源。然而，要确保计划有效，需要通过模拟演练进行周期性的测试、验证并不断优化。"[3]

已经有许多关于疾病暴发的桌面演练和功能演练，但可能只有少数几个国家规模的演练旨在模拟流感或冠状病毒的暴发。[①]首个全国性演练记录大概发生在印度尼西亚，2008 年，印度尼西亚在巴厘岛举行了一次有关疾病暴发的全面演练。[4]迄今为止，世界上还没有涉及整个地区的演练。

由于政府对一些结果进行了保密，特别是对全面演练而言，细节有时并未叙述详尽，这使得此类模拟的记录似乎并不完整。越南在这方面的做法尤为出色，该国经常举行各种复杂程度的模拟，采取行动解决其中暴露的问题，并为应对新冠肺炎做好了准备。

但是，在其他国家，这些演练时常以一系列理由告终，错失了机会。

例如，英国在 2007 年和 2016 年分别进行了名为"冬柳"和"黑天鹅"的演练，两次演练都聚焦于流感暴发。特别是"黑天鹅"演练，突显了政府准备工作中存在的问题，并提出了一系列机密建议，但这些建议并没有被采纳。当《卫报》在新

---

① 　与动物源性传染病有关的演练并非空穴来风。例如，2001 年灾难性的手足口病疫情暴发的四年后，英国和五个北欧国家进行了模拟，以检验它们的应灾准备情况。

冠肺炎大流行的第一年将这些建议公之于众时，引发了公众的愤怒。[5]

美国在 2019 年也有过类似的经历，当时政府开展了代号为"赤色传染"的演练[6]，这一系列演练旨在回答一个问题：美国准备好应对新型流感病毒的暴发了吗？

在美国卫生与公众服务部的监督下，"赤色传染"演练分两个阶段进行。1—5 月，举行第一阶段的一系列研讨会和桌面演练，各级政府人员、私营企业和非政府组织荟萃一堂，商讨应对疫情的现有计划。

在第二阶段，他们在一次功能演练中对这些计划进行了检测。在 2019 年 8 月的 4 天时间里，参与者模拟了一个场景，在这一场景中，到访某国的游客患上了一种病毒引发的呼吸系统疾病。他们从当地机场起飞，前往该国其他城市，然后飞回各自的国家。

这种病毒的传染性和 1918 年大流感的病毒一样，只是致命性略低。它迅速从一个人传播给另一个人，在美国芝加哥首次出现，并迅速转移到其他主要城市。

从演练之初算起，距离美国报告第一例病例已经过去 47 天。西南部、中西部和东北部报告的病例数一直处于中高水平。模型预测，这种病毒将使美国 1.1 亿人生病，700 多万人住院，并导致 58.6 万人死亡。

在接下来的 4 天时间里，参与者将对与疫情相关的问题进行讨论，包括隔离、个人防护装备、保持社交距离、关闭学校、公共通信、疫苗的购买和分发，这些对不熟悉疫情应对工作的人来说非常陌生。当然，如今，这些词语是我们日常词汇的一部分。

"赤色传染"功能演练的范围很广，涉及19个联邦部门和机构、12个州、15个部落民族和村落、74个地方卫生部门、87家医院和来自私营企业的100多个团体。演练结束后，参与者共同讨论演练的整个流程。虽然某些方面运作良好，但他们也发现了许多不尽如人意的地方。我在此只列举几项，它们听起来莫名的熟悉。

在这次演练中，没有人知晓联邦政府应该负责什么，及其他人应该做什么。美国卫生与公众服务部没有明确的职权可以指导联邦政府应对疫情。当时没有足够的资金购买疫苗（在当时的场景中，已经有一种针对该病毒株的疫苗，但没有执行接种）。国家领导人不知道通过何种渠道寻求准确的信息。各州在如何部署呼吸机等稀缺资源方面存在巨大的差异，有些州甚至根本没有相关计划。

其中一些看似不起眼的问题近乎荒谬，就像美国电视剧《副总统》中的情节。联邦机构莫名其妙地更改电话会议的名称，这让与会者感到困惑。有时会议名称使用一些无法识别的缩写，导致人们无法参加。州政府已经人手不足，在处理应对措施本身的同时，还要忙于接听电话。

值得一提的是，2020年1月，也就是新冠肺炎病例刚刚开始增加的时候，政府就"赤色传染"演练的结果进行了汇报。官方报告中，"诊断"一词在长达59页的篇幅中只出现了3次。该报告轻描淡写地提及，诊断工具将是大流行期间紧俏的物资之一。当然，仅仅几周后，美国无法严格地加强检测这一问题逐渐显露。需要重申的是：美国未能达到其他国家的检测水平，这是新冠肺炎大流行期间其所犯的最大错误之一。

"赤色传染"演练并不是第一个用来检验美国应对疫情暴发准备情况的模拟。这项头衔可能要授予一项名为"暗冬"的桌面演练，该演练于 2001 年 6 月在华盛顿特区的安德鲁斯空军基地举行，为期两天。

令人惊讶的是，"暗冬"并不是由联邦政府组织的，而是由独立机构组织的，这些组织的领导人越发担心美国可能遭受生物恐怖袭击，并希望引起人们对这一问题的关注。

"暗冬"假定的情景是：一个恐怖组织在费城、俄克拉何马城和亚特兰大释放天花病毒，总共感染了 3 000 人。不到两个月，这种疾病使 300 万人感染，并造成 100 万人死亡，而且没有要结束的迹象。[7]我认识的一位评论家指出，演练的结果是天花得 1 分，人类得 0 分。

其他演练也逐步开展：2005 年的"大西洋风暴"（另一次天花病毒攻击），2018 年的"演化支 X"（新型流感病毒的暴发），2019 年的"201 事件"（新型冠状病毒的暴发），2020 年慕尼黑安全会议上的模拟（涉及改造型流感病毒的生物攻击）。①

---

① 盖茨基金会是"201 事件"演练的资助者之一。一些阴谋论者认为，它预测了新冠肺炎。正如组织者明确表示的那样，这不是一个预言，他们当时也是这么说的。你可以在 centerforhealthsecurity.org 上找到相关声明。

尽管这些在美国的演练设想了不同的场景，以不同的方式使用不同的方法进行，但它们有三个共同点。第一个共同点是，它们的结论基本上是一致的，即美国和全球大部分国家在控制疾病暴发和预防大流行方面存在巨大的缺口，他们提出了各种各样的方法来努力弥补这些缺口。

第二个共同点是，它们都没有带来重大改观，使美国更好地为疾病暴发做准备。尽管在联邦和州政府层面进行了一些调整，但我们只需要看看 2019 年 12 月以来发生了什么，就会明白无论做出什么改变都是远远不够的。

第三个共同点是，除了"赤色传染"演练，美国的每一次模拟都是在会议室里进行的，没有一次涉及将真人或设备从一个地方转移到另一个地方。

全面演练并不像桌面演练和功能演练那样频繁，原因一望而知，那就是全面演练费用高、耗时长、干扰大。此外，一些公共卫生领导人认为，为大流行做好准备的最佳方式是模拟小规模的暴发，这意味着不必为只可能在流行或大流行中发生的事情做准备，如供应链被破坏、经济停滞或者国家元首因政治原因进行干预。还有一种可能是，在 2020 年之前，对大多数人来说，全球传染的威胁似乎很遥远，因此，不值得为全面的、真实的演练承担不必要的麻烦和成本。

我们已经在新冠肺炎的笼罩下生活了两年，论据比比皆是。全球需要进行更全面的演练，以检验其对下一次重大疫情暴发的准备情况。

在大多数国家，这些演练可以由国家公共卫生机构、紧急行动中心和军事领导人主持，我在第二章中提到的 GERM 可以担任顾问和审查员。对于低收入国家，世界将需要提供资源来帮助它们。

以下是全面暴发演练的可能方式。组织者将选择一个城市，假设它正在经历一场可能蔓延到全国甚至全球的严重疫情。如何快速开发出病原体的诊断检测方法，大批量生产，并将其送到需要的地方？政府能否及时、全面地将准确的信息传递给公众？当地卫生官员开展管理隔离的方式方法有哪些？而且，正如我们现在所经历的，如果供应链被切断，地方卫生机构做出错误的决策，以及存在政治领导人的干扰，我们该怎么办？

组织者将建立一个病例报告系统，并对病原体进行基因测序。招募志愿者对非药物措施进行尝试，并根据疾病的传播方式修改这些措施，进而探究它们在真正的紧急情况下对经济的影响。

如果病原体最初是通过人类与动物的接触传播的，那么这项演练将评估政府处理动物的能力。[①] 假设这是一种通过鸡传播的禽流感，但是由于大量人口靠养鸡维生或食用鸡肉，他们将不愿意仅仅因为它们可能会传播流感而宰杀家禽。政府是否有足够的

---

① 2020 年 11 月，由于担心水貂体内的新冠病毒的突变可能传染给人类，丹麦政府下令捕杀了 1 500 万只水貂。

资金补偿他们的损失，并有相应的系统或制度开展此类工作？ ①

为了使演练更贴近现实，软件将随机报告意外事件，给计划制造阻碍，观察每个人如何应对。软件还将被用来跟踪整个模拟过程，并记录行动，以供日后审查。

除了就模拟方案向各国提供建议外，GERM 还将以其他方式衡量各国的准备情况，例如观察特定国家的卫生系统在检测和应对非大流行性疾病方面的情况。如果某一地区受到疟疾威胁，那么其卫生系统如何尽早发现大规模疟疾暴发？或者对于结核病和性传播疾病，如何细致地追踪阳性患者的最近接触者？就其本身而言，这些代用指标很难告诉研究人员他们需要知道的一切，但它们会提供线索，指出系统中急需改善的弱点。在监测、报告和管理地方病时能够处理妥当的国家，在应对大流行威胁时将处于有利地位。

GERM 最重要的作用将是汇总演练和其他准备措施的结果，记录由此凝练的建议。例如，加强供应链的方法、政府间如何更高效地协调、如何就改善药品和其他物资的分配等问题达成共识。此后，努力向全世界的领导人施压，让他们为解决此类问题采取行动。我们已经注意到，在"暗冬""赤色传染"和其他疾病暴发模拟之后，情况并未发生显著的变化。计无所出，没有新方法可以确保演练行动后的报告不被束之高阁，继而被遗忘。政

① 如果你想从专业人士那里获得有关演练可能涉及的更多细节，请参阅世界卫生组织的文件——《为检测并验证大流行性流感防范计划而制定和开展模拟演练的实践指南》，该文件可在 who.int 上找到。

治领导人和政策制定者需要改变这种情况。

为了了解全面演练的不同规模，让我们从一个相对较小的演练开始，看一下防灾准备中的两个实例。

2013年夏，佛罗里达州奥兰多国际机场模拟了一场与航空有关的可怕灾难，该演练旨在完成联邦政府的要求，即美国所有机场每三年进行一次全面模拟。[8] 此次演练的背景改编自《机场改善》杂志上的一篇文章。在这个场景中，假设一架搭载98名乘客和机组成员的喷气式客机遇到了液压问题，并撞击到坐落于距机场一英里远的一家酒店。

演练中有600名志愿者扮演受害者、400名急救人员，以及来自16家医院的工作人员。演练在一个有三架飞机和一栋四层楼的训练设施中进行，意在让消防员在真实的火场上进行演练。官员们必须建立指挥系统，确认指挥官；现场急救人员必须对病人进行分诊，尽可能提供治疗，并将其他人送往医院；安保人员需要应付大量旁观者；工作人员需要通知受害者的朋友和家人；新闻记者需要更新信息。这次演练指明了一些必要的改进措施，耗资约10万美元。

另一个极端复杂的实例是美国军队在2021年8月进行的全面演练。[9] 在为期两周的训练中，来自海军和海军陆战队的人员参加这一代人经历的最大规模的海军训练活动。这次演练名为"大规模演练2021"，其范围甚广。"大规模演练2021"模拟了美军正在与两个世界大国同时展开激烈的战争，该演练囊括了跨越17个时区的超过2.5万名参与者，使用虚拟现实技术允许参与者远程参与，并将来自世界各地的小组连接起来，以便他们能够实时共享信息。

将战争游戏和病菌游戏作比较的方式可能并不完全合适。毕竟，阻止疾病暴发不同于打一场战争。各国应该共同努力，而不是相互对抗。与军事演练不同的是，疾病暴发模拟可以让公众参与进来，而且高度可见，所以它们并不比消防演习更出格。

诚然，"大规模演练2021"的抱负还是令人钦佩的。这次演练为散布在世界各地的组织创造了机会，使其能够共享数据，并共同做出快速、精明的决策。读到这些，很难不去思考：我们需要这样的演练来预防大流行。


越南在2018年8月开展了一次全面演练[10]，这是一个模拟的范例，旨在检验该国系统是否可以及时识别出一种可能存在威胁的病原体。我被这次演练的细节处理所折服。

四名演员受邀扮演病人、家属和他们的接触者，他们得到了写有关键信息的剧本，供医务人员使用（他们知道自己在参加演练）。第一天，饰演54岁商人的演员来到东北部广宁省一家医院的急诊室，主诉为干咳、疲劳、肌肉疼痛和呼吸急促。医生对他进行了细致的询问，发现他最近去过中东，可能在那里感染了病毒，导致了中东呼吸综合征。他的症状结合其确切的旅居史，足以让他住进医院并被强制隔离。

这个令人不安的病例在几分钟内就上报给了指挥系统，很快快速响应小组的成员抵达医院和该男子的住所。演员们接受咽拭子检测，然后用加有导致中东呼吸综合征的病毒样本代替了这些样本。虽然样本并没有被送到实验室，但是组织者估计了将样本送至实验室并在实验室进行检测及确认中东呼吸综合征阳性病例所需的时间，在演练现场安排了同样的等待时间。

这次演练并不是天衣无缝的，组织者注意到了过程中的一些漏洞。实际上，如果它完全能够预演一场紧急事件才会令人咋舌。问题在于这些漏洞被发现了，最重要的是他们对此进行了改进。

与全球需要的国家级和地区级演练相比，这次全面演练规模很小，但它有许多必要的组成部分。如果有更多的国家和地区进行这样的演练，我们就不会面临一个常见的僵局——背水一战。

假设下一个重大病原体将像新冠病毒一样具有传播性和致命性，并且对 mRNA 疫苗等创新技术同样敏感，这将是万幸之事。但如果不是这样呢？生物学上，没有任何理由可以解释为什么下一个病原体不会更致命。在一个人感到不适前，它可以悄悄地感染数百万人。我们的身体可能无法用中和性抗体将其打败。有了模拟病菌的游戏，我们就可以检测下一次暴发可能出现的各种病原体的传播范围和场景。

既然大流行的风险高于全面战争的风险，我们应该至少每十年进行一次由 GERM 组织的大规模的全球演练。同时，每个地区都应该在同期进行其他大型演练，并听取 GERM 的建议，此外，各国家和地区应该与邻国和地区进行较小规模的模拟。

我们有一个理由寄希望于未来演练产生的报告不会被遗忘，

那就是经验。在新冠肺炎大流行初期，许多专家认为，经历了2003年非典型肺炎大流行的地区能更好地应对这次大流行。理论上，在经历过那段黑暗的日子后，他们在政治、社会和心理方面都做好了准备——会竭尽所能地保护自己。这个理论被证明是正确的。2003年受非典疫情影响最严重的中国、加拿大、新加坡、越南和泰国在新冠肺炎袭来时大多迅速果断地做出了反应，在一年多的时间里控制住了新冠肺炎病例的数量。

至少对大多数民众和政客来说，也许"赤色传染""暗冬"以及其他诸多因素并没有产生重大影响，因为它们的情景在当时看起来过于遥远。但是现在，病毒在全球蔓延，杀死数百万人，造成数万亿美元的损失，这个情境对我们所有人来说都无比真实。我们至少应该像对待地震和海啸一样，认真对待疾病的暴发。为了防止新冠肺炎这样的大流行再次发生，我们需要为尽早控制病原体而演练，了解系统的哪些部分需要改进，并愿意克服重重阻碍践行使命。

到目前为止，我在本书中一直着眼于自然发生的病原体，但是还有一种更令人毛骨悚然的情况，疾病应急演练必须考虑到故意释放的病原体，目的是杀死或残害大量人口。换句话说，就是生物恐怖主义。

将病毒和细菌转化为武器的历史可以追溯到几个世纪前。1155年，罗马帝国皇帝腓特烈一世围攻托尔托纳（即今天的意大利），据说曾用尸体污染了当地的水井。时间来到18世纪，英国士兵把天花病人用过的毛毯分发给印第安人。20世纪90年代，奥姆真理教信徒曾在东京地铁释放沙林毒气，造成13人死亡。据报道，奥姆真理教成员曾4次释放肉毒杆菌毒素和炭疽杆菌，幸好没有造成人员伤亡。2001年，在美国，通过邮寄携带炭疽杆菌信件的方式，一轮袭击造成5人死亡。

今天，能成为可怕武器的天然病原体无疑是天花。这是迄今为止唯一一种已从自然界根除的人类疾病，不过样本仍保存在美国和俄罗斯（可能也在其他国家）的政府实验室里。

天花之所以尤其可怕，是因为它通过空气传播的速度极快，致死率极高，约1/3的感染者被夺去生命。并且，自1980年天花被根除后，大多数疫苗接种项目都停止了，现今几乎没有人对它有免疫力。美国确实有大量的天花疫苗储备，足以保护其每一个国民，但正如我们从新冠肺炎疫苗的经历中所学习到的，分配疫苗并不是一件简单的事情，尤其是当人们感到恐慌的时候，而且目前尚不清楚世界其他地区的人们如何能够得到保护。

这种风险部分源于苏联解体。正如我的朋友内森·梅尔沃德在他的《战略恐怖主义》一文中指出，1975年，一项国际条约禁止了生物武器，但苏联将其计划延续到90年代——"因此生产了数千吨的炭疽杆菌和天花作为生物武器，以及更异想天开的基于基因工程对病毒进行改造"[11]。

恐怖分子得到这些现有武器的可能性更大，对于病原体改造后的科学研究，已经不再专属于政府机密项目中训练有素的科学家。由于过去几十年分子生物学的进步，世界各地数百所大学的学生都可以学习到制造生物武器所需的一切知识。一些科学期刊发表了恐怖分子可以用来制造新病原体的信息，此类做法引发了一系列激烈对撞——如何在不增加风险的情况下实现科学研究发现的共享？

目前，我们还没有看到过使用生物武器的大规模袭击，但并非绝无可能。事实上，在冷战时期，苏联和美国的实验室通过生物工程改造，生产了对抗生素有耐药性的炭疽杆菌，并逃避了所有的疫苗。倘若一个国家、民族甚至一个小型恐怖组织研发出对治疗和疫苗有抵抗能力的天花，将有可能夺走超过 10 亿人的生命。

可以通过设计使新型病原体具有高度传染性和致命性，但不会立即表现出症状。这种病原体会在全球悄然传播，可能会传播数年才被人们注意到。自然进化而来的艾滋病病毒就是这样行事的，尽管人们在感染病毒后很快就能感染他人，但他们可能在将近 10 年的时间里都不会出现这方面的健康问题，这使得被感染者并不能第一时间发现自己受到病毒感染。一种类似于艾滋病病毒的病原体以这种方式运作，但不需要亲密接触就能传播，会比艾滋病大流行更令人胆战心惊。

内森写道："从这个角度看，一次造成 10 万人伤亡的袭击将超过历史上所发生的各方恐怖行动死伤人数的总和。可能经历 1 000~10 000 次普通的自杀式爆炸才能达到这个水平。"这种大规模的灾难（可能导致数十万人、数百万人甚至数十亿人死亡的事件）值得我们更多地关注。

此刻，我保持乐观的心态，本能地倾向于关注解决方案。假若事非如此，我也必须承认，要写出一份足以应对生物恐怖主义威胁的对策条例难如登天。与自然界的病原体不同，故意制造的病原体可以有意躲避我们的预防工具。

我们需要为蓄意袭击所做的准备应是上述应对自然界病原体所做准备的升级版本。疫情演练可以集中在突发情景下，检测我们的准备情况。无论病原体的来源是什么，更好的治疗方法和疫苗举足轻重。能在 30 秒内展示结果的高效诊断方法，将使在机场等公共场所对人口进行筛查变得更加可行，因为在这些地方，我们最有可能看到经过改造的病原体的传播，当然，它们对日常检测也大有帮助。大规模的病原体基因组测序有助于预防恐怖袭击期间普通流感的暴发。即便恐怖袭击永远不会发生，我们也会庆幸拥有这些可用的工具。

我们还需要一些专门用于应对蓄意袭击的方法。我希望，我们能在机场和其他大型聚集地安装检测空气和污水中病原体的设备，但这项技术的实现仍然需要几年时间。2003 年，美国政府已经对这一方法进行了大规模的尝试，推出了一个名为"生物监视计划"（BioWatch）的项目，在全美各地的城市放置了检测空气传播的炭疽杆菌、天花和其他病原体的设备。

尽管生物监视计划仍然在 22 个州运作，但它被广泛认为是一个失败的案例。在众多失误之中，它甚至需要依赖正确的风向，并且需要 36 个小时才能确认病原体。而有时探测器无法工作仅仅是因为它们被拔掉了插头。

全球应该投入更多资金和精力在检测、治疗和预防可能蔓延至全球的疾病的研究上，不管空气嗅探器的未来前景如何，潜在的生物恐怖袭击都是其中另一诱因。考虑到袭击对国家安全的影响，以及伤亡人数可能达到数百万，这种研究的投入应该更多地来自国防预算。五角大楼的国防预算每年大约 7 000 亿美元，而美国国立卫生研究院的国防预算大约是每年 430 亿美元。就资源而言，国防部的运作完全是另一个层级。

虽然我很看好科学将提供更好的工具来阻止任何来源的疾病暴发，但政府也应该考虑一种低技术含量的防御措施——奖励。这其实早有先例：政府经常向提供逮捕罪犯和恐怖分子信息的人支付报酬。考虑到如今可能造成的破坏规模，政府应该愿意向帮助摧毁生物恐怖袭击的线人支付大笔酬劳。

无论最终的生物恐怖计划是何等模样，它都需要在不断变化的政治风向中求生。20 世纪 80 年代初，比尔·福奇在管理美国疾病控制与预防中心时，曾与联邦调查局合作开展了一个侦察和处理生物恐怖主义的项目。[12] 该项目包括模拟使用不同疾病进行攻击，以了解此类攻击如何运作，以及针对每种疾病的防御计划。福奇的继任者坚持认为这样的攻击永远不会发生，关停了这一项目。如果美国和其他国家在病菌游戏上投入大量资金，并吸引公众的关注，仅仅一位政务人员将很难涉足阻碍保护人民安全的工作。

第八章

# 缩小富裕国家和贫穷国家之间的健康差距

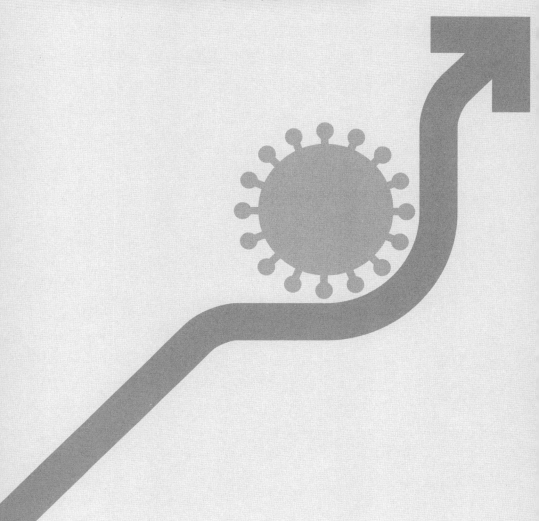

总体而言，全球应对新冠肺炎的表现卓越。2019 年 12 月，人们尚对这一疾病闻所未闻，在 18 个月内便开发出了多种被证明是安全有效的疫苗，并将疫苗提供给 30 多亿人，占全球总人口的近 40%。有史以来，人类从未对一种全球性疾病做出过如此敏捷的反应。我们仅仅用了一年半的时间，完成了通常需要五年甚至更长时间才能完成的事情。

然而，在这些惊人的数字背后，曾存在着霄壤之别，其中有些如今仍然存在。

首先，大流行对每个人的影响不尽相同。你可能还记得我在第四章中提到过，在美国三年级的学生中，黑人和拉丁裔学生的课业落后程度是白人和亚裔美国学生的两倍。而在各个年龄段的美国人中，黑人和拉丁裔以及印第安人死于新冠肺炎的可能性是白人的两倍。[1]

疫情对中低收入国家的总体冲击最为严重。2020 年，它使全球近 1 亿人陷入极端贫困,增幅约 15%,这是几十年来该数据首次呈现上升趋势。并且 2022 年只有 1/3 的中低收入经济体有望恢复到新冠肺炎大流行前的收入水平,而几乎所有发达经济体都有望恢复。[2]

通常情况下,全球人口中受灾最严重的往往得到的帮助最少。与富裕国家相比,贫穷国家的人们接受新冠肺炎检测或治疗的可能性相差甚远。不过,最显著的差异还是在疫苗方面。

2021 年 1 月,随着新冠肺炎疫苗的推出,世界卫生组织总干事在一次执行委员会会议上首先揭露了严酷的事实。谭德塞·阿达诺姆博士说:"全球已配送的 3 900 万剂新冠肺炎疫苗至今仅提供给 49 个收入较高的国家,仅有 25 剂新冠肺炎疫苗送达某个全球收入最低的国家。"他强调,不是 2 500 万剂,也不是 2.5 万剂,而是只有 25 剂。[3]

同年 5 月,谭德塞预警的严峻风险登上了头版新闻。《纽约时报》的头条是"大流行一分为二"。[4] "一些城市的死亡病例为零,有些地方则面临成千上万的人口死亡。随着疫苗流向富裕国家,大流行的断层将继续扩大。"世界卫生组织的官员谴责这种不平等是"道德挫败"。[5]

这样的例子不胜枚举。到 2021 年 3 月底,18% 的美国人已经接种新冠肺炎疫苗,而这一比例在印度人口和南非人口中分别为 0.67% 和 0.44%。到 7 月底,这一数字在美国已飙升至 50%,但在印度仅为 7%,在南非不到 6%。[6] 岌岌可危的是,富裕国家中患重症风险较低的人能在早期接种疫苗,而贫穷国家中患重症风险高得多的人只能望洋兴叹。

对许多观察家来说，这些事实既让人震惊又让人愤怒。全球有数十亿剂量的救命疫苗，但为何分配得如此不平等？抗议者游行示威，政治家们发表了感人肺腑的演讲，并承诺捐赠疫苗。

然而，在全球卫生领域内，在该领域工作的人中，反应截然不同。他们同样对新冠肺炎疫苗的分配不公感到愤怒，但他们知道新冠肺炎并非发生在乌托邦式的世界中。新冠肺炎面临的不公只是全球卫生领域不公平现象的冰山一角，它不能被称为全球卫生领域最严重的不公平现象。

我们了解到，截至 2021 年年底，新冠肺炎已造成 1 700 多万人死亡。[7] 这个数字不可能不令人感到震惊。但是，我们来看看另一组数据，在过去 10 年里[①]，发展中国家的人口死亡情况如下：2 400 万妇女和婴儿在分娩前、分娩中或分娩后不久死亡；肠道疾病导致 1 900 万人死亡；近 1 100 万人死于艾滋病，700 多万人死于疟疾，其中大多数是儿童和孕妇。[8] 而这些仅仅是过去 10 年里的情况统计——这些疾病夺取人们生命的时间远长于此，而且它们不会因为大流行的出现而消失。它们年复一年地卷土重来，与新冠肺炎不同的是，它们并不在世界议程的首位。

绝大多数死于这些疾病的人都生活在低收入和中等收入国家（见图 8-1）。你住在哪里，你有多少财富，在很大程度上决定了你是夭折早逝，还是有机会健康成长，茁壮成才。

---

① 过去 10 年指 2010—2019 年，这是本书出版时可获得的最新数据。

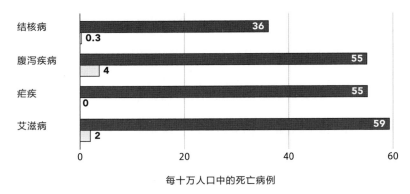

图 8-1　健康鸿沟 [9]

注：在撒哈拉以南非洲，许多人死于在北美洲很少会威胁生命的疾病。

　　由于其中一些疾病主要存在于低收入的热带国家，因而它们经常被其他国家忽视。在过去 10 年里，撒哈拉以南非洲共约 400 万儿童死于疟疾，但在美国只有不到 100 人因疟疾丧生。

　　在尼日利亚出生的孩子在 5 岁前死亡的可能性是在美国出生的孩子的 28 倍。

　　今天在美国出生的孩子有望活到 79 岁，但在塞拉利昂出生的孩子可能只活到 60 岁。[①][10]

　　换句话说，卫生健康方面的不平等现象并不罕见。在我看来，富裕国家人口纷纷惊叹于新冠肺炎在世界范围内的不公，并非因为此事非同寻常，而是因为他们在其他时间没有机会看到公共卫生不平等的现象。通过新冠肺炎大流行，每个人都得以看到

---

① 国家内部和国家之间的健康状况时常存在差异。在美国，黑人妇女在分娩中死亡的可能性是白人妇女的 3 倍。

资源分配存在重大的不平等问题。

这里的重点不是要让你为此惋惜，也不是鼓励每个人都要为全球卫生事业奉献一生。重要的是，这些问题都值得更广泛地关注。事实上，虽然大多数患有这些疾病的人生活在低收入和中等收入国家，但这并不意味着此类疾病并不危险、不需要关注。

对此我父亲有一个很好的方法，从道德层面实现对这种现象的改善。多年前，在一次联合卫理公会会议的演讲中，他这样说：“患疟疾的人也是活生生的生命。他们不是国家的安全资产，他们不是我们的出口市场，他们不是反恐战争中的盟友。他们是人类，拥有无价的生命，与我们没有任何不同。他们有疼爱他们的母亲、需要照料的孩子和珍惜他们的朋友——我们应该帮助他们。”

我对此心折首肯。20 年前，当我和梅琳达创办盖茨基金会时，我们决定提供资源以缓解并最终消除这种不平等现象，这将是我们最重要的关注点。

道德约束并不能完全说服大多数富裕国家的政府，要求付出大量资金用以减少或消除那些没有杀死本国公民的疾病。可喜的是，还有一些切实可行的方案使这一观点站稳脚跟，其中包括“更好的卫生状况可以使世界更加稳定并改善国际关系”这一观点。多年来，我一直在强调这一点，现在，在新冠肺炎大流行时代，对新药物和卫生系统的投资将有助于我们在大流行吞噬世界之前阻止它。

实际上，我们为防治疟疾等传染病所做的一切，对防范未来的大流行大有帮助，反之亦然。这不是让我们做出一个非此即彼的选择——让我们必须决定是把资金投入大流行的预防还是传染病项目中。恰恰相反，我们不仅可以两手抓，而且应该两手抓，因为两者是相辅相成的。

让我们回顾一下世界在全球卫生方面取得的进展，以及是什么推动着这些进展。如上文所述，尽管差距非常明显，但今天的差距比历史上任何时候都要小；就基本的健康指标而言，我们正朝着正确的方向迈进。而取得这一进步的历程，是一个令人鼓舞的故事，它直接关系到全世界对大流行的防控能力。

我可以举出几十组统计数据，向你展示多年来健康方面差距缩小的程度。但我只想把范围聚焦到其中一项——儿童死亡率。

从临床的角度来看，用儿童死亡率作为衡量世界健康的标尺是有道理的。提高儿童存活率需要一些干预措施，如为他们的母亲提供产妇护理、提供儿童疫苗、为妇女提供更好的教育和更好的饮食供应。当更多的儿童能够健康成长，就表明这一国家在卫生健康领域的工作日益精进。

我使用这一统计数据还有另一个原因：当你从儿童死亡率的角度来看健康问题时，你会不由自主地意识到其中诸多的风险因素。一想到孩子的死亡就令人无比痛心。作为一名家长，我无法想象比这更糟的境况，我愿意献出我的生命来保护我的孩子。每拯救一个孩子，就意味着一个家庭不必经历痛不欲生的悲楚。

下面，让我们看看全球在这个衡量人类健康状况的基本标准上表现如何（见图 8-2）。

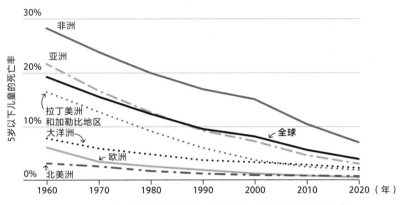

**图 8-2　今天健康长大的儿童比历史上任何时候都多** [11]

注：1960年，将近20%的儿童没有活到他们的5岁生日。今天，这个数字低于5%。

1960 年，近 19% 的儿童在 5 岁前死亡。让我们想象一下，地球上几乎每五个孩子中就有一个活不到 5 岁。而这一数据在各地的差距是巨大的：在北美洲，这一比例为 3%，而在亚洲和非洲，这一比例分别为 21% 和 27%。这意味着，如果你住在非洲，养育四个孩子，你很可能将失去其中一个。

30 年后，即 1990 年，全球的儿童死亡率下降了一半，略低于 10%。在亚洲，该比率降至低于 9%。非洲也有一定程度的改善。

现在，再往后推 30 年，到 2019 年（这是有数据记录的最近一年）。这一年，全球仅有不到 4% 的儿童在 5 岁前死亡。然而，在非洲，这一数字几乎达到 8%。

上述提到了多组数据，为了简单起见，你可以把它想象成"20-10-5"。1960 年，全球 20% 的儿童在 5 岁前死亡；1990 年，这个数字是 10%；今天，这个比率不到 5%。每 30 年，全世界都能把儿童死亡率降低 5%，我们有望在 2050 年之前再次达成 2.5% 的目标。

这是人类历史上最伟大的篇章，每个高中生都应该熟记于心。如果你只希望通过一个实例来说明过去半个世纪人类健康状况的变化，那么它应该是"20-10-5"。

然而，5% 的比率仍然高得令人难以接受，这相当于每年有超过 500 万的儿童死亡。仅仅看这一数字，防止 500 万儿童死亡像是一项不可能完成的任务，但是当你看到这个数字的来历，当你了解到世界已经取得长足的进步，它就成为一项可能战胜的挑战，也是一种激励，让你做得更好。至少对我来说是这样，这是我在盖茨基金会全职工作以来的重点工作。

多年来，我就"20-10-5"这组数据进行过大量的演讲，也看过诸多推特和脸书的评论，所以我知道接下来不可避免地会出现这样一个问题：拯救这些儿童难道不会导致人口过剩吗？

这种担忧也在意料之中，它看似合乎情理：如果更多的儿童能正常成长，全球人口增长的速度将更快。事实上，我自己也曾担心这个问题。

但是，是我错了，实际情况是儿童死亡率再低，也不会导致人口过剩。

我的朋友汉斯·罗斯林对这个问题给出了绝佳的解释。我第一次认识汉斯是在 2006 年，当时他做了一场令人难忘的 TED 演讲，题目为"你所见过的最佳统计数据"。[①] 汉斯在公共卫生领域工作了几十年，重点关注贫穷国家，就"世界各地的健康状况是如何改善的"这一问题，他在演讲中分享了一些令人震惊的事例。

最终，我见到了汉斯，并和他交谈了很长时间。我很钦佩他用机敏、有创意的方式告诉人们，儿童死亡率最高的国家（像索马里、乍得、中非共和国、塞拉利昂、尼日利亚和马里）也是妇女生育孩子最多的国家。[12]

当儿童死亡率下降时，家庭的平均规模也会下降。这种情况曾发生在 18 世纪的法国、19 世纪末的德国，以及 20 世纪下半叶的东南亚和拉丁美洲。[13]

有很多理由可以解释这种情况：其中之一是，许多父母认为他们需要有足够多的孩子，以便在他们年老时有人照顾他们。这一因素在没有养老金制度或能以其他方式支撑老年生活的国家尤为明显，如果他们的孩子很可能无法健康长大，他们会做出完全符合情理的决定——生更多的孩子。

家庭规模的下降显然引发了一个问题：全球最近已经走过汉斯所说的"儿童高峰期"，即 5 岁以下儿童的数量达到最大值，并且呈现下降趋势。[②] 这将带来什么样的好处？正如联合国人口基金在其官方网站上解释的那样："每个家庭儿童数量的减少，

---

① 视频请参见 www.ted.com。我保证你看了不会后悔。

② 随着"儿童高峰期"出生的女孩长大并达到生育年龄，全球人口还将继续增长一段时间。

通常会导致家庭对每个儿童的投资增加，妇女更能自由地进入正式的工作场所，以及更多的家庭储蓄用于养老。当这种情况发生时，国民经济的回报可能是巨大的。"[14]

因此，健康水平的提高将实现诸多方面的改善，为人类谋求巨大福祉。全球卫生的差距仍然难以逾越，但各方面都在努力将其缩小。

尽管这个故事情节跌宕起伏、引人入胜，但它只是我们现在需要了解的背景。究竟是什么导致了这些变化？加快这些变化又能如何帮助预防大流行呢？

试图解释一个长达数十年、涉及数十亿人的全球现象是一项冒险的工作。已有许多著作论述了儿童死亡率下降或向全球卫生公平迈进的某一方面，而我将只用一章来讨论这个主题。我将重点关注与预防大流行最直接相关的因素，同时我将忽略其他许多因素，包括农业产量、全球贸易、经济增长以及人权和民主的扩散。

用于应对新冠肺炎的许多工具都源于全球卫生，这绝非偶然。事实上，在应对新冠肺炎的每一步，几乎都有一个基本的工具、系统或团队存在，这都归功于世界为改善穷困人口的健康状况进行了投资。新冠肺炎应对措施中到处都有全球卫生健康工作的印记。

下面列出了一部分两者相似的应对方式。

## 认识病毒

在大流行早期，科学家需要知道他们面对的敌人是什么。为了找到答案，他们借助基因测序技术，这项技术加速了疫苗的开发（通过快速揭秘新冠病毒的基因序列），使检测并监测在世界各地传播的变异株成为可能。

第一种新冠病毒的变异株并不是在美国发现的，这并不奇怪。美国在收集病毒样本并对其进行测序方面行动缓慢；实验室有能力做到这一点，只是没有加以利用。与许多国家相比，在新冠肺炎大流行的第一年，美国在盲目前行。

幸运的是，非洲的几个国家（尤其是南非和尼日利亚）做了充足的准备，他们花费数年时间建立了强大的测序实验室网络。最初的目的是帮助应对那些在非洲大陆造成严重影响的疾病，但当新冠病毒出现时，这些实验室已经准备好掉转矛头；经过多年的培养，他们能够比美国的同行取得更多、更快的成果。南非的实验室最先发现了新冠病毒的贝塔变异株，以及随后的奥密克戎变异株。

同样，正如我在第三章中写到的，计算机建模已经帮助我们了解了很多关于新冠肺炎大流行的情况，它需要在我们预防大流行的工作中发挥更重要的作用。但是，利用计算机建模来理解传染病的概念并不是随着新冠病毒的出现而瞬间萌生的。

健康测量与评价研究所成立于 2007 年（其计算机模型在新冠肺炎大流行期间被白宫和记者们广泛引用），它让世界了解到贫穷国家人口的死亡原因。帝国理工学院于 2008 年创立了其建模中心，旨在评估疾病暴发的风险和不同响应措施的有效性。同年，我资助并招募了疾病建模研究所的人员，该研究所旨在帮助研究人员更好地了解疟疾，并就根除脊髓灰质炎的行动提供高效的战略性建议。目前，该团队正在帮助各国政府了解各种新冠肺炎政策的影响。这些团队以及其他许多类似的团队最终都为应对新冠肺炎所用，无不证明了对全球卫生的投资也有助于应对大流行。

## 获取救生物资

在疫苗出现之前，大流行早期的另一个关键举措是提供预防性设备（如口罩）、氧气和其他救生用品给需要的人。这对任何国家来说都不是一件容易的事，即使是美国，在早期也很难提供和获取这些物资，贫穷国家的处境更糟。它们可以寻求帮助的组织之一便是全球基金。

全球基金成立于 2002 年，旨在支持低收入和中等收入国家抗击艾滋病病毒、结核病和疟疾的工作。此前，全球基金已经取得傲人的成绩。就这项工作而言，全球基金现在是世界上最大的非政府资助组织。今天，它为近 2 200 万艾滋病患者获得求生药物提供了保障。每年它都要分发 1.9 亿顶预防疟疾的蚊帐，这些蚊帐可以在你睡觉的时候悬挂在床上，防止你被蚊虫叮咬。在 20 年里，它拯救了约 4 400 万人的生命。几年前，我曾赞颂全球基金是人类史上的一大善举。今天，我仍然对此深信不疑。

为了完成所有这些工作，全球基金必须设立一个解决方案来帮助有需要的人。它建立了融资机制，以便筹集资金并迅速拨款。它搭建了向世界上一些极为偏远的地区提供药物的系统，并建立了实验室网络和供应链。

当全球基金将所有这些资源用于抗击新冠肺炎时，取得了令人瞩目的成果。一年内，它为应对新冠肺炎筹集了近 40 亿美元，并与百余个政府组织和 10 多个项目合作，帮助了多个国家。[15]得益于全球基金，各国能够购买新冠病毒检测试剂盒、氧气和医疗用品。他们为一线医务工作者准备了防护用品，并加强了接触者追踪工作。令人遗憾的是，并非全是好消息。尽管全球基金筹集的额外资金中约 1/6 提供给其在抗击艾滋病病毒、结核病和疟疾方面的工作，但相比于昔日，仍然大打折扣，2020 年因结核病而死亡的人数 10 多年来首次上升。[16]

## 制造并检测新疫苗

当开发新冠肺炎疫苗的努力进入白热化阶段，在很大程度上，将依赖于此前已经为其他疾病所做的工作。例如，mRNA疫苗技术已经酝酿了几十年，商业资助用于探索其投入癌症治疗的潜力，政府资助用于开发抗击传染病和生物恐怖主义的武器。

然后，到了进行疫苗人体试验的阶段——这通常是一个漫长且耗资巨大的过程，正如你在第六章中了解到的，研究人员建立了艾滋病病毒疫苗试验网络。顾名思义，它是为加快艾滋病病毒疫苗试验而打造的基础设施，这个系统最终被证明对新冠肺炎疫苗的快速发展至关重要。尽管在非洲进行的新冠肺炎疫苗临床试验很少，但大多数试验都依赖于南非强大的临床试验基础设施，这些基础设施正是用艾滋病病毒疫苗工作的资金建立的。关于新冠肺炎疫苗对变异株有效性的第一个证据，便来自在南非进行的试验。

## 购买和递送疫苗

几年前，有人开始转发一个网络段子，称如果我在人行道上行走，看到地上有一张 100 美元的钞票，我不会费时间把它捡起来。尽管我从来没有机会验证这一问题，但我确信自己会捡，我绝对会捡起这张百元大钞。首先，我会环顾四周，看看能否找到掉落它的人，因为有人可能为丢失这 100 美元而沮丧。如果我找不到失主，我就会把它送到能发挥最大作用的地方——疫苗联盟，我在第六章提到过这一疫苗组织。

疫苗联盟的部分工作是帮助贫穷国家购买疫苗，实际上它所做的远不止这些。[17] 它还帮助各国收集数据，以衡量其工作的有效性并做出改进。它帮助各国建立供应链，以便疫苗、注射器和其他必要的用品能被送到需要的诊所。它为卫生部门的领导人提供培训，使他们能够更有效地管理本国的疫苗项目，并努力提升公众对疫苗的需求。

2001 年，盖茨基金会帮助建立疫苗联盟，目标是向全世界的儿童提供疫苗。我们并没有预见到它在抗击像新冠肺炎这样的大流行中所能发挥的作用，但现在回头看来，这一点逐渐凸显：疫苗联盟是一项挽救儿童生命的绝佳投资，对应对新冠肺炎来说，它也是一项成功的投资。疫苗联盟花费 20 年的光阴帮助贫穷国家改进它们的疫苗递送系统，在全球性灾难降临之时，它们已拥有成熟的方法和经验以供借鉴。

此外疫苗联盟还做出了许多贡献，它是负责新冠肺炎疫苗实施计划的三个合作伙伴之一，该项目旨在将新冠肺炎疫苗普及给发展中国家的人们。尽管，新冠肺炎疫苗实施计划达到其目标所花的时间超出我们的预期（我在第六章中对此做过解释），但它有两点值得肯定：它递送了 10 亿剂的疫苗，而这些疫苗在一年前甚至还未面世，而且该组织完成这一壮举的速度比以往任何时候都快。（知易行难：尽管疫苗联盟和联合国儿童基金会已经建立许多提供疫苗的基础设施，但其服务对象是儿童，或者在某些情况下是青少年。而在新冠肺炎大流行期间，他们不得不重新调整配置自己的系统，以适应成年人的需求。）

劳有所获，勤有所得。在新冠肺炎大流行期间，得到回报的不仅有全球免疫接种项目。那些把改善自身免疫工作作为重点的国家应对大流行的形势也很有利。让我们来看看其中的一个例子。

1947 年，印度在摆脱了英国的殖民统治赢得独立后，开展了一场大规模的消除天花运动。该项目需要改善其卫生系统，培训疫苗接种人员，购买冷链设备，甚至前往该国最偏远的地区，并建立一个对疫苗可预防疾病的监测网络。[18] 这项运动花费了几十年时间，最终迎来了胜利的曙光。印度的最后一例天花病例出现在 1975 年。

此后，在 20 世纪 80 年代初，印度转向解决另一个问题：儿童常规免疫接种率极低。当时，印度出生的儿童接受基本疫苗的比率只有个位数。在已经建立的防治天花的系统的基础上，政府着手将免疫接种率提高一个数量级。这取得了巨大的成功：疫苗接种率飙升，病例数量直线下降。如图 8-3 所示，2000 年，印度报告的麻疹病例超过 3.8 万例，而 20 年后，报告的病例不到 6 000 例。[19] 印度的免疫规划每年为 2 700 多万名新生儿提供基础免疫，为 1 亿多名 1~5 岁的儿童提供加强免疫。

早在新冠肺炎大流行前，建立强有力的免疫规划体系对印度来说已是一项了不起的投资，新冠病毒来袭后，这项投资再次证明天道酬勤。基于已经建立完善的系统，印度迅速确立了近 34.8 万个公共接种点和超过 2.8 万个私营接种点，用以开展新冠肺炎疫苗的接种，并已覆盖位于该国北部和东北部的山区。截至 2021 年 10 月中旬，印度已接种 10 亿剂新冠肺炎疫苗。在现有系统的基础上，政府迅速建立了一个计算机平台，使其能够跟踪疫苗供应，记录受种者，提供给人们一个电子证明，证明他们接种过疫苗。

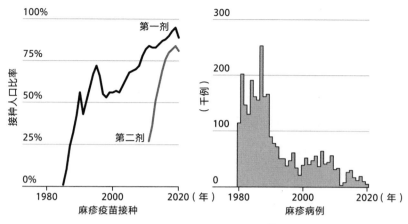

**图 8-3　在印度消除麻疹 [20]**

注：随着疫苗接种率的飙升，印度的麻疹病例大幅减少。印度于20世纪80年代中期开展了第一剂疫苗接种，数年后又增加了第二剂疫苗接种。

截至 2022 年 1 月中旬，在实施新冠肺炎疫苗接种一年后，印度已经接种超过 16 亿剂疫苗，超过 70% 的成年人接种了两剂疫苗。政府仍有工作要做，特别是为更多 18 岁以下的人接种疫苗，但如果此前没有运行良好的免疫规划，该国根本不可能像现在这样取得立竿见影的卓越成就。

## 用物流把一切联结起来

近年开展大规模根除脊髓灰质炎运动的国家（比如巴基斯坦和印度）还有另一个优势：它们拥有国家和地区级紧急行动中心（你或许还记得第二章中提到的公共卫生项目的中心枢纽）。当新冠病毒来袭时，这些紧急行动中心自然而然地被用以协调应对新冠肺炎的相关行动。

在巴基斯坦，卫生官员在 2020 年年初暂停了脊髓灰质炎疫苗接种行动，因为疫苗接种员从一个社区转移到另一个社区的过程中会产生传播风险。然而，同年 3 月，他们认为这也是一个机会：他们可以效仿脊髓灰质炎的紧急行动中心，为抗击新冠肺炎建立一个紧急行动中心。

几周内，6 000 多名接受过"监测脊髓灰质炎预兆"培训的医务工作者对新冠肺炎的症状展开了学习。[21] 曾经为接收可能的脊髓灰质炎病例报告而设立的服务中心被改用于应对新冠肺炎；该国的任何人都可以拨打免费电话，从接受过培训的专业人员那里获得可靠的信息。脊髓灰质炎紧急行动中心的工作人员转移到了新冠肺炎紧急行动中心，以记录病例数，协调接触者追踪，并在整个政府系统中分享这些信息——所有这些职能部门都是在消灭脊髓灰质炎运动期间建立的。[22] 墙上贴满了地图、图表和统计数据，现在用于新冠肺炎病例的统计。

受益于对国家卫生系统的重大投资，巴基斯坦政府已充分准备好在新冠肺炎疫苗上市后立即推行。到 2021 年夏末，该国每天为大约 100 万人接种疫苗，这一比例远远高于大多数中低收入国家。到 2021 年年底，这一数据翻了一番，达到每天 200 万人。[23]

这让我想起多年来总会听到的一类评论。试图根除一种疾病是这一领域专家所说的纵向方法，也就是说，它试图深入地根除一种疾病。相比之下，横向方法是可以同时推动控制许多不同疾病的发展。例如，如果你强化卫生系统，你可能期待看到疟疾、儿童死亡率、孕产妇健康等方面的问题被同时改善。

这些评论意见认为，纵向努力是以牺牲横向发展为代价的，而就本质而言，横向发展是一种更有效的方式，更能用有限的资金和精力来解救并改善人们的生活。

我对此类评论持反对意见。消灭脊髓灰质炎运动现在转变为帮助抗击新冠肺炎的模式表明，横向和纵向努力不是零和博弈。新冠肺炎并不是唯一的事例：2014 年，在西非埃博拉疫情暴发期间，尼日利亚抗击脊髓灰质炎的工作人员能够在短时间内接手并帮助应对埃博拉。如果没有他们，该国近 1.8 亿公民将面临更大的风险。事实上，在许多国家，没有根除脊髓灰质炎的基础体系，那些地方暴发埃博拉后，问题更为严峻。

锻炼一部分肌肉并不一定要以削弱另一部分肌肉为代价。随着我们加强全球发现和应对疫情的能力（尤其是针对最危险的呼吸道疾病），我们的投资将使整个卫生系统受益。反之亦然，当医务工作者得到良好的培训并拥有所需的工具，当每个人都得到良好的护理，卫生系统将能够在疾病大规模传播之前将其控制。


在盖茨基金会的工作中，我经常倡导增加对发展中国家的卫生援助。大多数人都忽视了这一议题，而当他们了解到所投入的资金如此之少时，他们无不为此感到惊讶。

如果把所有来自政府、基金会和其他捐助者帮助中低收入国家改善人民健康状况的资金加起来，你猜是多少？我们把可以想到的都统计进去：用于新冠肺炎、疟疾、艾滋病、儿童和产妇健康、心理健康、肥胖症、癌症、戒烟等方面的资金。

2019 年，答案是每年 400 亿美元——这就是所谓的健康发展援助的年度总额。[24] 2020 年，当富裕国家政府慷慨地增加资金投入以应对新冠肺炎时，这一金额是 550 亿美元。（在我写作本书时，2021 年的数字还未统计清楚，但我预计会大致相同。）

每年 550 亿美元对全球卫生来说是否算是一大笔钱？这取决于具体情况。它相当于全球年度经济产出的 0.005%。人们每年花在香水上的钱与此相差无几。[25]

在每年 550 亿美元中，美国贡献约 79 亿美元——高于其他国家，但这还不到美国联邦政府预算的 0.2%。

如果你是捐赠国的公民，你会欣慰于这笔支出所产生的影响——捐助的资金将收获巨大的效益。

还记得前文中"20-10-5"的案例吗？这就是投入这笔钱后得到的成效。图 8-4 显示了自 1990 年以来 5 岁以下儿童死亡人数的急剧下降。

在过去 30 年里，全球在最致命的儿童死亡原因方面的变化情况请参见图 8-5。

你是否已经注意到，因腹泻和肺炎导致的死亡人数已大幅下降。这很大程度上归功于疫苗联盟在这方面付出的巨大努力。就疟疾而言，死亡人数也得到了很好的控制。这有赖于全球基金，以及美国总统防治疟疾行动计划等政府项目。

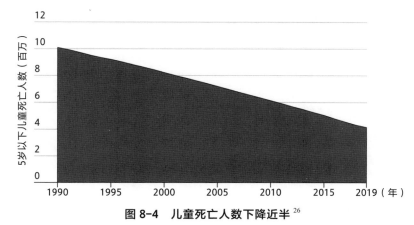

**图 8-4 儿童死亡人数下降近半** [26]

注：世界上最伟大的成就之一是在减少儿童死亡方面取得的惊人进步，你可以看到死于传染病、营养性疾病和新生儿疾病的人数大幅下降。

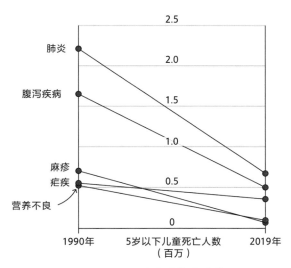

**图 8-5 可预防疾病的追踪** [27]

注：对疫苗联盟、全球基金和美国总统防治疟疾行动计划等项目的投资，对儿童死亡人数的大幅下降功不可没。

这是全球范围内的历史性飞跃，意味着数百万家庭不必埋葬他们的孩子。除此之外，正如我们现在所见，这些付出事半功倍：它们也将有助于大流行防控。

第九章

# 制订并资助预防大流行的全球计划

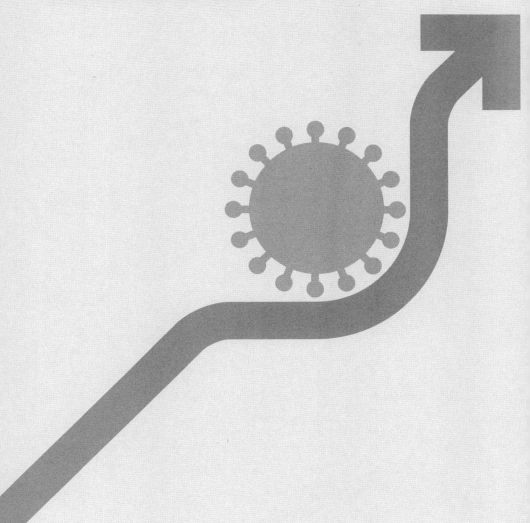

新冠肺炎带来的诸多教训之一是：人类需要谨慎预测疾病的发展过程。新冠病毒已多次出乎人们的预料，令科学界也感到惊叹，任何试图展望未来的人都应该铭记这一事实——正如我在2022年1月底撰写本章的过程中所做的那样。

根据对新冠病毒及其变异株的了解，许多科学家现在认为，到2022年夏，全球将走出新冠肺炎大流行的急性期，死亡人数将会下降，这要归功于疫苗的保护，以及感染病毒后人们获得的自然免疫力。新冠肺炎发病率较低而疟疾和艾滋病等传染病发病率较高的国家，或许会适时地将工作重心重新转向这些持续的威胁。

即便如我所愿，事情按此发展，这项工作也不会结束，因为新冠肺炎很有可能会成为一种地方病。中低收入国家的人民仍然需要更及时、有效的检测和治疗手段。科学家还需要研究两个关键问题，这两个问题将影响世界如何与新冠肺炎共存。第一个问题是：哪些因素会影响人类对它的免疫力？我们对这些具备免疫的决定因素了解得越多，就越有可能将致死率控制在较低水平。第二个问题是：新冠肺炎会产生什么长期影响？更多地了解它的症状（我在第五章中简要地讨论过）将有助于医生治疗此类患者，并让公共卫生官员深入了解它在世界各地造成的负荷。

可惜的是，当你读到本章的时候，我们也有可能还没有走出困境。可能会出现一种更危险的变异株，这种变异株更容易传播，并引发更严重的症状，或者比以前的变异株更轻松地逃避免疫。如果疫苗和自然免疫不能阻止这种变异株的高死亡率，那么全球将陷入僵局。

这就是为什么各国政府、学术研究人员和私营企业需要继续推动新的或改进的工具，以便在威胁不断演升时防范新冠肺炎的最坏影响。政府将需要保护他们的人民，使用的策略要因地制宜，考虑不同地区新冠肺炎大流行的具体情况。新一波新冠病毒在人群中传播的能力在很大程度上取决于有多少人接种过疫苗、多少人曾被感染，或者两者都有，又或是两者都没有。卫生官员需要基于数据所指出的方法，确认在他们工作的地区最有效的方法，不断调整他们的策略。

各国政府需要争取获得有关新冠肺炎发病率的信息，从而对此类工作提供指导。通常，特别是在发展中国家，新冠肺炎数据来自有限的临床检测，以及通过在特定人群（如医务工作者或献血者）中进行的单次调查收集的过时信息。在持续的疾病监测的帮助下，各国可以在加速经济复苏的同时，获得其他流行病防控议题的关键信息，例如使用非药物干预时哪种方法最有效。

幸运的话，我们将把新冠肺炎作为一种地方病来应对，就像我们应对季节性流感一样。同时，无论新冠病毒会消退还是会卷土重来，我们还需要致力于一个独立的、更长远的目标：防止下一次大流行。

几十年来，人们告诉世界要为大流行做好准备，但几乎没有人将其视为首要任务。随后，直至新冠肺炎袭来，如何阻止它成为全球议程上的重中之重。我现在忧虑的是，当新冠肺炎真正消退后，世界的注意力将转向其他问题，大流行防控将再次被搁置，甚至完全被遗忘。我们必须立即采取行动。正因此刻，我们所有人都还记得这次大流行的毁灭性是何等深远，并紧迫地感受到永远不希望下一次大流行出现。

但也正值此刻，经验有时也会误导我们。我们不应想当然地认为下一次大流行威胁将与新冠肺炎如出一辙，也存在其他可能：它对年轻人的威胁可能与对老年人相差无几；它可能通过滞留在物体表面或人类粪便中进行传播；它可能更具传染性，更容易从一个人传给另一个人；它可能更致命。最严重的是，它可能既更致命又更具传染性。

此外，并不能排除它可能是由人类设计的。尽管全球计划应该主要集中在保护人类免受天然病原体的侵害，但各国政府也应该积极准备，共同将生物恐怖袭击防患于未然。正如我在第七章中论述的那样，这项工作大多涉及无论如何我们都应该采取的措施，如改进疾病监测和准备可以快速生产的治疗方法和疫苗。但是，国防官员需要与公共卫生专家一起制定政策，剖析研究议程，并建立疾病模拟，在模拟中，病原体会夺走数百万甚至数十亿人的生命。

无论下一次大暴发如何出现，关键是要有比我们今天更好的计划和可以快速部署的工具。幸运的是，我们已有良好的系统来开发这些工具。美国、欧洲和中国政府资助早期实验研究并支持产品开发工作，印度、印度尼西亚等新兴国家也在努力朝着这一方向迈进。生物技术和制药公司有大量的预算，用于将想法带出实验室，并将其推向市场。

大多数国家缺乏的是一项具体的计划——从国家层面判断如何资助最好的科研想法。需要明确谁负责推动与大流行有关的议程，监测该议程的进展，检测可能的想法，将最具前景的贯彻落实，并确保它们能被转化为可以迅速大量生产的产品。如果没有可行的计划，当下一次重大疫情暴发时，政府的行动将是被动的，而且为时已晚。我们将不得不在大流行已经蔓延之后再想出一个计划，这不是保护人类的方法。

如果把这一情况类比于政府对待国防的方式，他们清楚地知道谁负责评估威胁，开发新的军事力量，并实践其部署。我们需要的疫情暴发战略规划应当像世界上最好的军事战略一样——清晰、严密且全面。

而且不要忘记，除了预防大流行，所有这些工作还有一个重要的优势：我们可以同时根除整个呼吸道病毒家族，包括冠状病毒和流感病毒——那些带来巨大痛苦和困难的病毒。这将对人类生活和世界各地的经济产生巨大的影响。

我认为，在消灭呼吸道疾病和大流行防控的全球计划中，应有以下四个重点。在我列出每一项后，我将介绍所需的资金。

## 1. 制造并提供更好的工具

我在技术和慈善领域的工作源于一个朴实的想法：创新可以改善生活，解决重要问题，无论是让更多人接受教育，还是减少儿童死亡人数。仅在过去几十年里，生物学和医学的进步就开辟了治疗和预防疾病的新途径。

但是，创新不会自发产生。正如 mRNA 疫苗的故事所描述的那样，在产生任何有实际价值的事物之前，必须对各种想法进行培育和研究，这有时需要几十年的时间。这就是为什么任何大流行防范计划的第一步都应该是继续投资于更好的疫苗、疗法和诊断方式。

尽管 mRNA 疫苗大有可为，但政府或私营企业研究人员都应该继续探求其他方法，例如我在第六章中描述的添加佐剂的蛋白亚单位疫苗，因为它们可以提供更长效的保护，减少突破性感染的数量，或者靶向病毒在未来变异中不太可能改变的部分。最终，我们的目标应该是开发新型疫苗，以全面抗击整个病毒家族，特别是呼吸道病毒——这是消灭流感病毒和冠状病毒的核心。所有疫苗研发的参与者（包括政府和慈善资助者、学术研究人员、生物技术公司、制药开发商和制造商）都需要在早期协助确定最好的方案，并将它们一直推进到产品阶段。

除了疫苗，我们还应该寻求阻断感染的药物，人们可以自行服用这些药物，从而立即获得保护，免受呼吸道病原体的感染。政府应该为开发和使用这种方法制定激励措施，包括一旦有可用的阻断药物，联邦政府会支付医生开药的费用，就像对其他药品和疫苗的报销流程一样。

我们还需要提升检测和批准新产品的能力，正如你在第五章和第六章所看到的，这是一个耗时的过程。一些努力，如英国的新冠肺炎疗法随机评估试验，提前制定了协议，并建立了基础设施，当新冠肺炎来袭，便能迅速启动。我们应该在这些模式的基础上，提高在世界各地进行临床试验的能力，这样即使一种新的疾病相继出现在几个国家，我们也可以迅速了解哪些方法是有效的。监管机构需要提前制定多项预案，涉及人们将如何参与临床试验，以及创建能够让世界各地的人在疾病来袭时立即注册的软件工具。通过将诊断报告上传到试验系统中，系统可以自动向医生建议他们的病人应该加入大规模的试验。

我们还需要做好快速大剂量生产的准备。世界需要大规模的生产能力，即足以在发现可能全球传播的病原体的 6 个月内，为地球上的每个人提供必要剂量的新疫苗。在新冠肺炎大流行期间，当大量生产疫苗的国家受到大流行的严重打击时，他们限制了疫苗的出口，以确保有足够的疫苗供应本国人民。然而，最重要的是为世界上的每个人接种疫苗，所以我们需要通过投资更多的生产能力和创新来应对这一复杂因素，使技术转让和第二货源的流程更加简便。

中国和印度的制造商是大量生产新工具的专家，可以成为解决方案的组成部分。不同的国家可以承诺提供一部分所需的生产力。如果中国、印度、美国和欧盟都同意在短期内提供 25% 的产能，并且拉丁美洲和非洲国家继续开发相关设备，我们将有一个全球性的解决方案。

另一个关键研究领域是，通过解决冷链问题等方法使疫苗的递送更便捷。微针贴片可以实现这一点，同时还能减轻疫苗接种的痛苦，使人们自己操作接种疫苗成为可能。使用微针贴片的麻疹疫苗正在研制中，但要使这种方法价格尽量低廉，能够广泛使用，还有很多工作要做。

其他可能的想法包括：通过鼻喷剂接种的疫苗、可提供数十年保护的疫苗、只需一次注射而无须加强免疫接种的疫苗，以及可对抗多种病原体的联合疫苗（例如，流感和新冠肺炎联合疫苗）。

在应对新冠肺炎期间，如果说能在一年之内生产出疫苗是一项伟大的壮举，那么几番周折才发现有效的疗法难免令人倍受挫折。我同其他人在早期便寄希望于快速寻找高效的治疗方法，尽管如此，我们实际花了近两年的时间，才找到治疗新冠肺炎的有效抗病毒药物。在一次大流行中，两年的时间太过漫长。当我们筛选现有的治疗方法时，我们也应该建立一个系统，以便能够在未来更快地发掘现有疗法并提供治疗。

必不可少的一步是：建立一个含有数百万种抗病毒化合物的

数据库，这些化合物可以用来攻击常见的呼吸道病毒，也包括对各种变异株起作用的药物。如果我们有三种或三种以上的这种化合物，我们可以将它们组合使用，以减少耐药变异株出现的机会。（这在艾滋病治疗中已经实现：三种抗病毒药物联合使用，限制了耐药病毒的传播。）所有研究人员都应该能够访问这些数据库，这样他们就可以看到哪些化合物已经存在、哪些研究领域将是最有成效的。他们还应该研究新冠肺炎的长期影响，以便了解它的诱因、为患者提供何种治疗，以及未来的病原体是否可能有类似的长期症状。

另一个重要的步骤是利用人工智能和其他软件的进步更快地开发抗病毒药物和抗体。有几家公司在这个领域做得很出色。其大致过程是：你可以制作一个你想要靶向的病原体的 3D 模型，甚至可以是我们以前从未见过的，以及各种你认为可能对抗它的药物的模型。计算机可以快速地比对这些模型，判断哪些药物看起来更有前景，并找出如何改进它们。如果有必要，甚至可以从零开始设计新的药物。

我们还应该增强对非专利药制造商的激励措施，以便更早地提供抗病毒治疗手段，希望比本次针对新冠肺炎的药物研发过程更高效。中低收入国家的预购订单就是这样做的，即提前让非专利药制造商开始生产新药，即使新药仍处于监管部门的审批阶段。（这些预付订单降低了仿制药公司在未获批准的情况下亏损的风险。）

关于生物医学研究方面的最后一点说明。关于新冠病毒是如何产生以及起源问题，已有大量的相关文章。我个人的观点是，证据确凿——它是从动物传染给人的，而不是像一些人所说的——来自实验室研究。（我认识一些有识之士，但他们与我的观点不尽相同，他们认为证据不够充分。这个问题可能永远不会得到令所有人满意的答案。）但无论新冠病毒是如何蔓延开来的（即使病原体释放与实验室有关的可能性很小），都应该激励政府和科学家在实验室安全方面加倍努力，为传染病研究机构制定全球安全标准并进行排查。已知的最后一例天花死亡病例发生在 1978 年，当时伯明翰大学的一名医学影像师因工作的大楼中病毒泄露而感染了天花病毒，她所在的大楼里也确实有一个研究天花的实验室。[1]

除了部署更好的疫苗和治疗方法，我们还需要推动更多诊断方法的创新。检测一种疾病应该有两个目的：一是让患者第一时间知道自己是否被感染，使患者能快速采取行动（包括隔离自己），同时通知公共卫生官员，让他们知道社区里正在发生的问题；二是收集一部分阳性检测结果并进行测序，以便迅速检测并了解新出现的变异株。PCR 检测和检疫政策的迅速推出，在很大程度上解释了为什么澳大利亚等国家的感染人数和死亡人数显著低于其他国家。各国政府需要从这些例子中汲取经验，并计划他们将如何快速加强检测——通过向检测结果呈阳性或有患重症风险的人优先提供治疗来激励人们接受检测。

研究人员应该继续努力，资助者也应该继续支持高通量 PCR 检测，它具有经典 PCR 检测的所有优点，而且速度非常快，也非常便宜，不需要试剂供应，而试剂供应通常限制了我们在新冠肺炎大流行期间的诊断能力。对于一种新的病原体，PCR检测的方法很容易调整，一旦我们对新的病原体进行了基因组测序，就很容易检测到它。

我们还需要支持新型检测方法，使样本收集更便捷，并能迅速得到结果。所谓的侧流免疫层析检测法，即类似于验孕棒的低成本诊断方法，将打通在整个社区进行逐一检测的可能性。我们还可以调用像LumiraDx这样的机器，我在第三章中提到过，它们不仅可以用于大量已有成熟流程的检测，也可以快速适应新的检测。如果在未来的疾病暴发中，自我采样能成为一种有效获取样本的方法（就像在新冠肺炎大流行期间一样），我们将能够使用这种技术迅速扩大检测范围，即使在低收入国家也能得以实现。

## 2. 建立GERM

我在第二章中设想的这一组织需要数年时间才能完全集结起来，这就是为什么我们需要从此刻开始行动。要使GERM成为现实，各国政府都需要提供资源，并确保它拥有足够的人手。许多组织可以为GERM的设立提供建议，但是它的年度预算需要几乎全部由发达国家的政府支付，并通过世界卫生组织作为一种全球资源进行管理。

为了使流入GERM的资金和付出的努力实现利益最大化，

世界还需要在另一领域进行更多投资——公共卫生基础设施建设。我将在本章的后面讨论医生、护士和诊所的作用。在此，我们强调的是流行病学家和其他专家，他们负责疾病监测、对疾病暴发快速响应，并帮助政治领导人在潜在危机中做出精明的决策。

公共卫生机构并没有得到应有的公众关注或政府资助，在州一级（包括在美国）、国家一级，乃至世界卫生组织的全球等级都是如此。这不足为奇，因为他们的工作主要集中在预防疾病上，正如公共卫生专家常说的，没有人会因为他们没有患上疾病而感谢你。然而，正是由于这种疏忽的存在，公共卫生部门更需要用现代化的装备对系统中各组成部分进行升级，包括他们招募和留住优秀人才的方式，以及他们使用的软件。（2021 年，微软与美国一个州立卫生部门合作，该部门使用的软件已有 20 年的历史。）他们是在疾病暴发期间做出快速且有效的响应的基础，他们需要得到支持。

## 3.改善疾病监测

长久以来，疾病监测被公众所忽视，而今它终于迎来了高光时刻。世界还有很多事情要做。

一个关键步骤是增强发展中国家的民事登记和人口统计工作。至少，许多中低收入国家需要更细致的出生和死亡登记，这些信息将用于国家疾病监测系统，如我在第三章中讲述的在莫桑比克进行的改革。然后，在此基础上，他们应该扩展到病原体基因组测序、使用微创组织采样进行尸检、废水监测等做法。最终，几乎每个国家的目标都是能够发现并应对其境内的疾病暴发——无论是结核病、疟疾还是我们从未见过的疾病。

此外，全球不同的疾病监测系统需要整合，无论世界哪个角落检测到新出现的或曾见过的呼吸道病毒，公共卫生官员都能够迅速知晓。这些系统应该兼具主动和被动的方法，并提供实时数据，因为过时的数据不仅无益，而且往往会产生误导。正如我在本书中所强调的，检测结果需要与公共卫生系统联系起来，以便公共卫生官员更好地关注疾病的暴发并了解地方病，西雅图流感研究是一个很好的范式。在像美国这样的国家，检测可能涉及金额巨大，政府需要制定激励政策，使诊断更廉价，更容易让每个人获得。

最后，我们需要提升对病原体基因组的测序能力。在非洲进行的这项工作已经取得成效，在非洲大陆进行的测序工作提醒世界注意到至少两个新冠病毒变异株——现在是加倍投资的良好契机。例如，支持非洲病原体基因组计划之类的项目，这是一个由整个非洲大陆的实验室组成的网络，能够共享基因组数据。在印度有一个类似的网络，这个模式正在扩展到南亚和东南亚，但它扩展的范围应该更大。中国也具备高效测序的能力，它需要成为全球系统中的一部分。测序工作有诸多好处，甚至超出了预防下一次大流行的范围，例如，它将使政府对蚊子和疟疾的遗传学进化，以及结核病和艾滋病的传播过程有新的认识。

更多的投资也将惠及基因组学领域的研究，比如我在第三章提到的，牛津纳米孔测序仪和智能手机应用程序，这使得我们能在更多地方进行基因组测序，不再受到设备的地域限制。还应该对病原体基因组发生的变化如何影响其在人体内的运作方式进行更多的研究。今天，我们可以绘制病原体不同变异株的突变图谱，但是某个特殊的突变是否会使变异株更具传播性？它是否会导致更严重的疾病？我们对这些问题知之甚少，这将是一个科学探究领域。

## 4. 加强卫生系统建设

我最初投身全球卫生领域的工作时，聚焦于开发我所设想的各种新工具。我想研发出一种新的轮状病毒疫苗，让孩子们不再因轮状病毒丧生。然而，随着时间的推移，我看到了医疗卫生保健系统的局限性，特别是基础层面，也就是所谓的基本卫生保健系统由于它们的缺陷，使疫苗和其他新工具难以真正惠及需要它们的人。

盖茨基金会的主要工作之一就是帮助改善这些系统，并确保所有的儿童都能接种新的疫苗——这一投资既拯救了生命也为经济增长奠定了基础。① 一旦一个国家摆脱贫困，达到中等收入水

---

① 还有一点也很重要，致力于创新的科学家应该优先考虑疫苗的生产成本及实用价值，使疫苗可以在任何国家推广，而不仅仅是在高收入国家。递送工作应该从一开始就纳入考虑。

平，政府将能够满足本国的卫生保健需求。在过去几十年里，许多国家已经实现了这一转变，今天，全球只有不到14%的人口生活在低收入国家，这些国家的基本卫生保健体系仍然需要外界资助。

新冠肺炎大流行使全球的卫生系统满目疮痍，据世界卫生组织估计，截至2021年5月，超过11.5万名医务人员死于新冠肺炎。而在低收入国家，建立卫生系统的需求尤为迫切。问题的关键在于，他们缺乏向国民提供基本卫生服务所需的资金、专家或机构，妥善应对一次大规模的暴发更无疑是天方夜谭。在大流行期间，形势加剧恶化，因为许多发达国家政府削减了对外国的援助，或将用于其他疾病的资金投入新冠肺炎的应对工作。

我们需要极力扭转这种趋势。瑞典和挪威仍然是发达国家政府的榜样，这两个国家都将至少0.7%的国内生产总值用于援助中低收入国家，而且其中大部分资金专门用于改善卫生状况（我将在下文再次提起0.7%的目标）。

就低收入和中等收入国家而言，世界各地也存在诸多可以借鉴的榜样。例如斯里兰卡，该国花费数年时间建立了强大的基本卫生保健系统，帮助降低婴儿和产妇死亡率，而实际上该国仍尚未从经济泥沼中抽身。

在重建的过程中，政府应该把重点放在医疗支出上，这样才能事半功倍。例如，聘用更多的医务工作者，就有更多的人能够管理疟疾病例，从事艾滋病病毒检测和治疗工作，并对结核病患者进行接触者追踪。并且，为这些工作人员配备新的数字化的诊断方法，例如，可以帮助评估胎儿健康和检测病毒性肺炎、结核病和乳腺癌的手持式超声设备，这些可以构成一个动态卫生系统的主体，使政府官员对本国的疾病和死亡原因有超乎以往的洞察能力。

但是，本次新冠肺炎大流行暴露出来的问题是，不仅是中低收入国家需要加强卫生系统。虽然有几个国家率先采取了行动，但没有一个国家的响应是完美无缺的。因此，各个收入水平的国家都应该考虑以下议程。

一是更多地关注基本卫生保健。在许多低收入国家（甚至美国也是如此），大部分国家卫生支出都花费在了高昂的重病患者晚期的住院治疗上，在基本保健方面却资金不足。[2] 研究表明，在基本保健方面投入更多资金，实际上可以降低总体卫生成本。如果通过基本保健系统对高血压实现早期诊断，病人可以得到相对廉价的药物和医疗建议，并尽可能避免后期昂贵的医药费，甚至是危及生命的后果——心脏病发作、肾衰竭、中风，这都将需要到医院进行全面且价格高昂的检查。据估计，80% 的健康问题可以通过一个强大的基本卫生保健系统得到有效处理。

二是在危机发生之前，决定谁负责做什么。像"赤色传染"这样的疾病暴发模拟凸显了混乱发生的可能性——是否还记得电话会议名称的困扰？但是，几乎没有人对此采取任何改善行动。现在我们知道了缺乏决断力的后果。

在新冠肺炎大流行期间，特别是在早期，美国局势混乱，各州政府的分工和职责，以及联邦政府协调统筹各方事宜的方式方法均不明确。同样，在欧洲，究竟是各国分别购买疫苗还是由欧盟统一负责购买，也存在分歧。在紧急情况下，你最不希望看到的是举棋不定的领导和模棱两可的制度，这会导致人们不清楚自己的责任。

每个国家都需要一个大流行预防的"独裁者"，负责制订并执行计划以控制疾病暴发。这个人或团队应该可以建立采购和分配基本物资的规则，以及获得数据和建模信息。GERM 应该在国际上发挥这一作用。

各国政府和捐助方还需要一个全球论坛，以便能够与贫穷国家协调行动，并代表贫穷国家采取行动。例如，提前商定如何投入购买疫苗、检测和其他产品所需的资金，从而避免在危机期间忙于筹集资金。他们还应该事先就指导物资分配的原则达成一致，以便新工具能够更快地送达需要它们的人手中。

在美国，联邦政府是推动大规模开发和生产疫苗、治疗方法和个人防护装备的最佳领导。但是，检测和医院资源的管理本质上更偏向本地化。同样，疫苗的分配问题呢？尽管总是会有全国甚至全球性的供应链，但疫苗递送的"最后一英里"实际上仍然是地方性的问题。日本在明确各级责任方面做得很好，是其他国家学习的榜样。

每个政府的规划都需要考虑到所有必要工具的分配，包括口罩、检测、治疗和疫苗各个方面。这不仅仅是低收入国家和中等收入国家的问题，在新冠肺炎大流行期间，几乎所有政府都在努力提供疫苗。建立更好的数据系统，将更容易看到哪里需要供应，并核实接种疫苗的每一位公民。一些国家（如以色列）在新冠肺炎大流行期间很好地指挥了核查过程，但某些国家在此方面一片混乱。

你不可能在一夜之间改善卫生保健的条件，因此，在非大流行时期付出努力的国家将能更自如地应对出现的问题。如果你已经具备可靠的供应链和劳动力，以此培养民众了解埃博拉病毒的传播或提供麻疹疫苗，那么你便拥有一个计划和团队，可以按章行事。正如比尔·福奇曾经告诉我的："最明智的决定是基于最精准的科学，但最成功的结果是基于最周全的筹备。"

世界上最富有的几个国家在引领创新方面取得了卓越的成就。例如，美国政府支持的研究引领了微芯片的诞生，激发了一系列进步，使数字革命成为可能。如果没有这些投资，保罗·艾伦和我根本无法想象创立微软这样的公司，更不用说真正实现它了。或者举一个近期的例子，美国各地的国家实验室正在进行关于零排放能源的开创性工作。如果世界能够像我设想的那样，在2050年前实现温室气体零排放，那么美国及世界同行所支持的能源研究将是其中的一个助力。

新冠肺炎来袭时，英国和德国的研究者和公司在疫苗研发方面取得了关键性进展。来自高收入国家，特别是美国（它在其中一个领域领先世界）的资助，帮助加速了创新研究，并被证明对防治新冠肺炎至关重要。美国政府的一部分资金用于支持 mRNA 相关的学术研究，一部分推动将基础研究转化为可销售产品的计划，还有一部分资助疫苗公司，这些公司在大流行期间正在研究包括 mRNA 疫苗在内的多种疫苗技术。

现在，各国政府必须继续发挥带头作用，为全球预防大流行所需的系统、工具和团队提供资金。正如我在第二章中所写的那样，我认为 GERM 每年将需要大约 10 亿美元，这些资金应由发达国家和一些中等收入国家的政府提供。

GERM 的工作之一将是帮助权衡最有前途的新工具。我预计，在未来 10 年里，所有政府总计每年需要花费 150 亿~200 亿美元来开发必要的疫苗、阻断感染的药物、治疗方法和诊断方法。如果美国将其对卫生研究的支出增加 25%，即大约 100 亿美元，并且如果其他国家也能为这项支出加码，我们就可以达到这一水平。毋庸置疑，100 亿美元听起来绝对是一大笔钱，但实际上它只占美国国防预算的百分之一多点，与新冠肺炎大流行期间损失的数万亿美元相比，只是沧海一粟。

为了充分利用这些新工具和 GERM，我们需要肩负加强建设卫生系统（诊所、医院和为患者看病的医务人员）以及公共卫生机构（观察和应对疾病暴发的流行病学家和其他卫生官员）的基本工作。世界长期以来在这两个领域的投资匮乏，因此仍有大量空缺亟待填补。[3] 让高收入国家和中等收入国家为预防大流行做好准备，每年至少要花费 300 亿美元——这是所有这些国家所需资金的总和。

这项工作也需要在低收入国家开展，这就是为什么所有发达国家都应该像挪威、瑞典等国家一样慷慨解囊，把至少 0.7% 的国内生产总值用于开发援助。如果每个国家都能达到这一水平，将会额外产生数百亿美元的资金，用于建立强大的卫生系统。正如我在第八章中所论述的，这些资金可以用来拯救儿童的生命，并在大流行开始前阻止其蔓延。

发达国家应至少拿出其国内生产总值的 0.7% 用于援助的想法由来已久，至少可以追溯到 20 世纪 60 年代末。[4] 2005 年，欧盟承诺到 2015 年实现这一目标，尽管世界上许多国家的政府相当慷慨，但只有少数国家兑现了他们的承诺。今天，新冠肺炎大流行告诉我们，世界上任何一个地区的卫生水平都牵动着全球其他地区的血脉。无可置疑，此时正是发达国家政府重新致力于实现这一目标的最佳时机。投资于低收入国家的卫生和发展对整个世界都大有益处：它使每个人都更安全、更有保障，它是帮助人民和国家摆脱贫困的基石，此乃明智之举。

更多的资金是必要的，但这还不够。另一个重要工作是在不牺牲安全性的前提下，简化产品的审批流程。正如支撑西雅图流感研究和西雅图新冠病毒评估网络的科学家们亲眼所见，将突破性想法付诸实施可谓步履维艰，尤其是在紧急情况下——分秒必争。

与此同时，低收入国家和中等收入国家的领导人应把发现和遏制疾病暴发作为优先事项，在需要帮助的时候寻求外部技术和资金支持。通过参与全球卫生数据共享系统等项目，他们可以让本国和世界各国都更深入地了解每个地区正在发生的事情。

作为负责协调 GERM 的领导，世界卫生组织可以通过优先确定 GERM 的主要任务来提供指导：监测疾病暴发并发出警报。GERM 的第二任务是帮助减少传染病造成的负担，包括疟疾、麻疹和其他疾病，这将有助于拯救数十万人的生命，并使团队成员在没有疫情的安定年代也能够保持其专业技能。

世界卫生组织还扮演着另一重要角色，它是唯一可以要求各国政府公开本国境内可能暴发疫情的信息的组织。世界卫生组织的成员国也可以为这样做而相互问责——同时认识到存在背道而驰的动机。如果分享可能暴发疫情的信息意味着某个国家将实施旅行限制，这可能会损害当地经济——这是瞒报疫情的一个充分的理由。但这一信息对国际社会至关重要，世界各国政府已承诺将其作为《国际卫生条例》的一部分共享。世界卫生组织应与其成员国共同努力，加强这些法规并贯彻实施。正如我们从新冠肺炎大流行中学习到的那样，那些共享信息并迅速采取行动的国家付出了短期的代价（毫无疑问，封锁和旅行禁令即使在必要的情况下也是十分痛苦的），但他们很大程度上降低了本国人民和世界其他国家的损失。

其他组织也扮演着必不可少的角色。制药和生物技术公司应致力于加强阶梯式定价和第二货源交易，以确保发展中国家的人民同样能够获得最先进的产品。科技公司应该帮助开发新的数字化工具，例如，让诊断检测中样本采集过程变得更便捷、更廉价的方法，或开发互联网监控软件以寻找疾病暴发的迹象。

更广泛地说，基金会和非营利组织应该帮助政府加强建设各国的公共卫生和基本卫生保健系统。公共卫生部门大多会承担大部分检查和施行过程中的重担，但非营利组织可以检测新的想法，并确定最有效的方法。基金会还应支持更多创新工具的研究，用于应对当今传染病和未来大流行的威胁。由于其他全球性问题不会因大流行而按下暂停键，慈善事业也需要持续提供资助，从而避免气候灾害，帮助低收入农民种植更多粮食，并改善世界各地的教育问题。

当我告诉朋友我正在写一本关于大流行的书时，我看到了他们惊讶的表情。他们中的许多人都阅读了我在 2021 年出版的关于气候变化的书[①]，虽然他们出于礼貌地没有说出来，但他们很可能在想："你还要写多少这样的书，告诉我们一些大问题和解决它的规划？我们必须研究气候经济，现在我们又转向研究大流行和人类健康。下次会是什么？"

我想做的解释是：我认为这是我们需要投入更多资源的两个主要问题，气候变化和大流行防控（包括生物恐怖主义袭击的可能性）都是人类最可能面临的生存威胁。幸运的是，在接下来的 10 年里，我们有机会在这两方面取得重大进步。

在气候变化方面，如果我们在未来的 10 年里开发绿色科技，建立正确的财政激励机制，并制定明确的公共政策，我们就可以在 2050 年实现温室气体零排放。对大流行问题而言，这一形势甚至更为乐观：在未来 10 年中，如果各国政府扩大对研究的投

---

① 《气候经济与人类未来》于 2021 年由中信出版集团出版。——编者注

资，并采取循证政策，我们就可以开发出我们需要的大多数工具，防止疾病暴发演变为一场灾难。预防大流行所需的资金远远少于避免气候灾难所需的资金。

其中的缘由可能看起来不切实际，你可能很难感觉到自己有任何能力影响大流行的进程。一种神秘的未知疾病令人心生恐惧，也可能令人懊恼沮丧，因为我们似乎不具备与之对抗的能量。

但是，我们每个人都可以出一份力。参与领导人的选举，支持那些会认真对待大流行并在大流行到来时做出睿智、科学决策的候选者。听从他们的建议，戴上口罩，待在家里，外出时保持距离。尽可能去接种疫苗。远离充斥于社交媒体的错误信息和虚假信息，从可靠来源获取有关公共卫生举措的有效信息，如世界卫生组织、美国疾病控制与预防中心以及其他国家的类似机构。

最重要的是，让世界不要忘记新冠肺炎肆虐时的阴霾。尽你所能地将预防大流行保留在各级组织的议程上（在当地，在全国，乃至国际议程中），这样就可以打破恐慌和遗忘的循环，使它们暂时成为世界上最重要的事情，直到我们忘记它们，回到我们的日常生活中。我们都渴望回归以前的生活方式，但有一点，我们不能再回到过去——我们对待大流行自满的态度。

我们不必生活在对另一场全球性灾难的长久恐惧中，但我们确实需要保持清醒，认识到这种可能的存在，并愿意为之做些什么。相比过去，此刻，我们更清晰地认识到这种威胁，正因如此，我们更应该立刻行动起来，激励全球投资数十亿美元，这样我们就不会在未来失去数百万人的生命、损失数万亿美元。这是一个我们从错误中吸取教训的机会，希望没有人再次经历像新冠肺炎大流行一样的灾难。更高的战略抱负是：我们可以努力建设一个理想的世界，在这里，每个人都有机会过上健康、富足的生活。自满的反面不是畏惧，而是行动。

# 新冠肺炎如何改变了我们数字化未来的进程

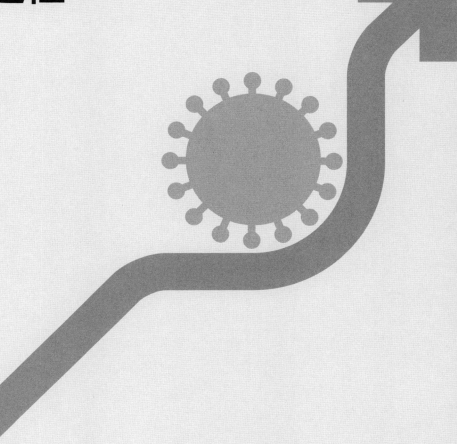

在写本书的过程中，我花了很多时间思考新冠肺炎大流行如何加速了传染病领域的创新。它也引领了一个快速变化的新时代，这种变化远远超出了健康创新的范畴。

2020 年 3 月，当全球大多数国家采取严格的封锁措施时，许多人被迫尝试在家中模拟亲临现场的感觉。在美国这样的地方①，我们转向了视频会议和网上购物等数字化工具来填补空白，以新的、创造性的方式使用它们。（我还记得，在大流行的早期，虚拟生日聚会的概念似乎很奇怪。）

我认为，我们在回顾过往的时候会把 2020 年 3 月作为一个时间拐点，从那时起，数字化发展进程开始加速。尽管几十年来，全球数字化水平不断提升，但这个过程是相对缓慢的。例如，在美国，智能手机似乎一夜之间变得无处不在，但在美国，智能手

---

① 新冠肺炎大流行以不同方式加速了世界各地的数字化进程，在此我将重点关注高收入国家，因为这些国家的变化速度最为显著。

机普及率从 35% 增长到今天的 85%，却花了 10 年的时间。[1]

同时，2020 年 3 月也是一个历史性的时刻，数字化应用在许多领域都出现了巨大的飞跃。这些变化并不局限于某一人口群体或特定技术。教师授课和学生学习的方式转向网络平台；办公室职员开始在 Zoom 或 Teams 上进行头脑风暴，然后在晚上与他们的朋友举办竞猜之夜；祖父母注册了 Twitch 账号来观看他们孙辈的婚礼；几乎每个人都开始更多地在网上购物，这致使美国的电子商务销售额 2020 年的年增长率达到了 32%。[2]

新冠肺炎大流行迫使我们重新思考什么样的活动形式更易接受。一度处于劣势的数字替代品突然被视为可取之选。而在 2020 年 3 月之前，如果销售人员通过视频推销产品，许多客户会认为这意味着他对完成业务并不上心。

在大流行前时代，我从未想过邀请政府领导人通过 30 分钟的视频通话来讨论如何改善他们的基本卫生保健系统，非面对面会谈被认为不够正式。现在，当我建议进行视频通话时，人们已经充分体会到了视频通话的高效，并会预留时间进行线上会面。一旦人们学会了数字化的方法，他们通常会形成依赖。

在大流行的早期，许多技术仅仅是"还好"。我们使用它们的方式可能与它们的预期目的不完全一致，并且结果有时也不稳定。而在过去的几年里，随着对数字化工具需求的提升，我们看到了它们在性能上的巨大改进。随着硬件和软件的不断升级，未来几年数字化工具将会持续稳步增长。

我们正处于数字化新纪元的开端。我们使用数字工具越频繁，得到的关于如何使它们更好的反馈就越全面，同时在如何使用它们来改善我们的生活方面就会拥有更多创造力。

我写的第一本书《未来之路》是关于我对个人计算机和互联网将如何塑造未来的思考。这本书出版于1995年，虽然我的预测并未能完全实现（我当时认为，时至今日数字助手将会和人类助手一样好），但也有一些预测应验（我们现在可以点播视频，还拥有放进口袋里的电脑）。

本书论述了截然不同的问题，但就像《未来之路》一样，它从根本上讲的是创新如何解决重大问题。由于需要在大流行期间重新审视我们的方法，我想分享一些我的观点——关于技术将如何更快地改变我们的生活。

我最喜欢的作家之一是瓦茨拉夫·斯米尔（Vaclav Smil），他在好几本书中都讲述了这样一个故事，一个年轻女人起床后喝了一杯速溶咖啡，然后坐地铁去上班，到达办公楼后，乘电梯到10层，在走向办公桌的路上，她停下来用自动售货机买了一瓶可口可乐。情节的转折在于，他所描述的情况发生在19世纪80年代，而不是现今。

几年前，当我第一次看到这一桥段时，我震惊于斯米尔描述的场景仿佛就在眼前。但是当我在大流行期间再次读到它时，第一次感觉到他好像在描述过去（尽管重点不是在工作日的那听可乐）。

新冠肺炎大流行对诸多领域的影响难以扭转，我认为办公室工作将出现最显著的变化。它几乎扰乱了所有行业的工作，但办公室职员将更能依托数字化工具所带来的便捷。斯米尔描述的这一情境（你每天通勤，在办公室的办公桌上工作）听起来越来越像过去的故事，尽管这是一个多世纪以来的常态。

当我在 2022 年年初撰写到这里时，许多公司和员工仍在思考他们的新常态是什么样子。有些人已经完全恢复了线下办公，有些人则处于长期远程办公，大多数人介于两者之间，仍在试图找出最有效的方法。

我很期待看到类似的实验。人们对传统工作的期望已经被颠覆，我看到了很多重新思考的机会，找出什么是有效的、什么是无效的。尽管大多数公司可能会选择两者结合的方式，安排员工在一周的一部分时间来办公室，但在具体的时间安排上有很大的灵活性。你想在哪天召集全员到办公室开会？你会让员工在周一或周五远程工作，还是在周中？为了尽量缓解通勤的交通压力，最好是同一地区的公司不要选择相同的线下工作时间。

我在《未来之路》中做出的另一个预测是：数字化将为居住地点创造更多选择，并促使许多人搬到离城市更远的地方。在大流行来袭之前，这看起来似乎很难应验，但现在我要在这个预测上加倍投注。有些公司会规定每个月只需要在办公室工作一周，这将为员工住得更远创造条件，因为如果你不经常上班，那么长时间的通勤便不再难以忍受。虽然我们已经看到这种转变的早期迹象，但我认为随着雇主们将远程工作的政策标准化，未来 10 年我们将看到更明显的趋势。

如果你决定要求员工待在办公室的时间少于50%，那么你可以与另一家公司共享办公空间。办公空间对企业来说是一项重大支出，合作共用可以削减一半成本。如果有足够多的公司这样做，对办公空间的需求就会减少。

我不认为此刻公司需要立即做出最终决定。这是一个进行AB测试的良机，也许你可以让一个团队尝试一种工作日程，另一个团队尝试另一种，这样你就可以评估结果，为每位员工找到合适的平衡点。对新方法持保守态度的领导者和希望弹性工作的员工之间会出现紧张的关系，因此未来的简历内容应涵盖对工作时间、地点偏好性的陈述。

新冠肺炎大流行迫使企业重新思考工作场所的生产力。曾经互不相干的领域（头脑风暴、团队会议甚至走廊上的简短交谈）之间的界限逐渐模糊。我们认为对办公室文化至关重要的结构已经开始演变，随着企业和员工适应新的工作方式，这种变化在未来几年只会加剧。

我想大多数人会震惊于未来10年的创新速度，因为软件行业现在专注于远程工作场景的开发。在同一物理空间工作的许多优势，如在饮水机旁遇到的同事，都可以通过正确的用户界面重塑。

如果你在工作中使用像Teams这样的平台，你已经在使用一个进阶版的软件（相比2020年3月）。休息室、现场转录和可选观看选项等功能现在已经成为大多数电话会议服务的标准功能，用户刚刚开始获益于这些设计精良的功能。例如，我经常在线上会议中使用聊天功能来添加评论和提出问题。现在，当我与他人见面时，我很怀念这种高带宽的互动，因为它不会分散团队的注意力。

最终，数字会议的发展将不仅仅是简单地复制一个现场会议，实时转录将允许你在公司的所有会议中搜索一个主题。你也许可以让行动项目在被提及时自动添加到你的待办事项列表中，并分析会议的视频记录来学习如何让你更高效。

在线会议最大的弊端之一是视频不能让你看到谁在看哪里。大量的非语言交流消失了，消除了人类元素。从正方形和长方形的座位切换到其他的虚拟"座位"的安排，会让气氛更加轻松，但这并不能解决眼神交流的缺失问题。随着我们将参会者带入 3D 空间，这种情况将发生改变。包括 Meta[①] 和微软在内的许多公司最近都公布了他们对"元宇宙"的愿景，这是一个既能复制又能增强我们的物理现实的数字世界。（"元宇宙"这个词是我最喜欢的现代科幻小说作家之一尼尔·斯蒂芬森在 1992 年创造的。）

这个想法是，你将使用一个 3D 的化身（你自己的数字代表）在一个虚拟的空间里与人们见面，这种感觉就像在现实生活中一样，通常被称为"临场感"，很多科技公司在新冠肺炎大流行前就一直在努力捕捉并打造它。如果做得好，"临场感"不仅可以复制面对面会议的体验，还可以增强这种体验。可以想象一下，一家汽车公司的工程师们居住在三个不同的大陆，在一场会议

---

① 由美国媒体平台"脸书"的部分品牌更名而来。——译者注

上，他们拆开了一辆新车的 3D 引擎模型，讨论细节进行改进。

这种类型的会议可以通过增强现实（AR，即在物理环境上叠加一个数字层）或虚拟现实（VR，即你进入一个完全沉浸的世界）来完成。这种变化不会马上发生，因为大多数人还没能拥有能够实现捕捉的工具，这与视频会议的方式形成对比，因为许多人已经拥有带摄像头的电脑或手机。现在，你可以使用虚拟现实的护目镜和手套来控制你的化身，但更精密便捷的工具（如轻型眼镜和隐形眼镜）将在未来几年出现。

计算机视觉、显示技术、音频和传感器的改进将以极短的延迟捕获你的面部表情、视线和身体语言。回忆一下，在激烈的视频会议讨论中，你是否曾试图提出一个想法，而当你无法看到人们在即将结束一个想法时的身体语言变化，这变得相当困难。

元宇宙的一个关键特征是空间音频的使用，它使说话的声音听起来就像真正来自说话的人的方向。真正的临场感意味着技术能够捕捉到与某人共处一室时的感觉，而不仅仅是外表的形态。

2021 年秋，我戴上了耳机，参加了一次元宇宙会议。听到人们的声音似乎随着他们的移动而移动，这很神奇。在元宇宙会议上，你不会感到会议的声音来自电脑的扬声器，而是仿佛亲临现场。在元宇宙里，你可以探身和同事小声交谈，就像你们在同一间屋子里一样。

我特别兴奋地看到，元宇宙技术将为远程工作提供更多自发性的可能。当你不在办公室的时候，这是你最大的损失。当你在家里的客厅工作，这可能不利于你向经理就上次会议内容开展自由讨论，或与你的新同事随意聊起昨晚的棒球比赛。但是，如果你们都在一个虚拟的空间里远程工作，你们就能看到什么时候有人有空，并接近那个人开启一段攀谈。

我们正在元宇宙的门口，技术开始真正复刻在办公室的体验。在工作场所看到的变化，将作为先驱力量，我们最终将在许多领域看到改变。我们正在走向一个未来，我们都将利用更多的时间生活在数字空间中。元宇宙现在看起来像是一个全新的概念，但随着技术的进步，它将逐渐成为我们物质世界的延伸。

当然，存在一些庞大的经济实体的工作场所不会有那么大的变化，或者可能会以不同于我在这里描述的方式转变。如果你是空中乘务员，你的工作可能在最近几年发生了很大变化，但不是因为数字化的进程；如果你是餐厅的服务员，你的顾客现在可能会使用二维码扫描获取菜单来决定他们想要什么，并直接通过手机下单；如果你在工厂工作，技术早在大流行之前就已经改变了你的工作。①

诚然，数字化最终会以这样或那样的方式改变我们的生活。回想一下，2020 年以来，你评估自己健康状况的方式可能发生了哪些变化。在过去几年中，你是否在线上向医生问诊？在新冠肺炎大流行前，你是否曾做过线上健康预约？而在大流行期间，使用远程医疗服务的人数甚至增加了 38 倍。[3]

① 除了自动化的兴起，增强现实技术也流行起来，这样工人可以接受复杂任务的培训，只需扫一眼就能迅速看到一台设备的状态。

在疾病暴发期间，远程医疗的好处显而易见。以前对线上预约持消极态度的人一时间看到了这一方式的实际好处。如果你感觉不舒服，在家里进行预约要安全得多，因为你不必担心会传染给别人或自己被传染。

一旦尝试过远程医疗，你就会发现其好处远远超出了保护你免受感染的范围。对很多人来说，寻医看病可能会耗费许多时间，因为你必须请假或找人照看你的孩子，前往医院，坐在候诊室，等待预约检查，然后离开医院，通勤上班或回家。对某些类型的检查来说，这可能是值得的，但对许多非必要的检查来说就显得过于烦琐，尤其是行为健康检查。

如果你仅需要打开笔记本电脑，就能获得医生的诊疗，这将会节省大量时间，也更容易融入你的生活。问诊可以根据需要决定其时长。同样对于 15 分钟的问诊过程，你可能会觉得不值得花费时间到医院的诊室，但如果可以在家里就诊，便觉得并非不可。此外，许多人认为在自己的空间比在医院的环境中更舒适。

随着新工具的出现，某些科室的医生看病也可能变得更加灵活。现在，做年度体检，你可能需要去医生的诊室检查你的生命体征和抽血，但如果你在家里有一个私人的、安全的设备，你的医生可以远程监控你的血压，那会怎么样呢？

不久的将来，你的医生可能会在你的许可下查看从智能手表上收集到的数据，从而了解你的睡眠状况，以及你的动态心率和静态心率有何异常。不用去医院诊室抽血，你可以在附近一个方便的地方（也许是你楼下的药店）进行血液检测，结果会直接传送给你的医生。即使你搬到另一个州，你仍然可以向你多年来信任的主治医生问诊。

在未来，这些可能会成为现实。或许，仍有一些治疗所需的医疗设备需要你亲自到医院就诊，我还无法想象未来会有机器人在你的客厅里为你切除阑尾。但大多数常规护理最终会成为你在自己家里就能完成的事情。

我不认为基础教育的现有结构会像办公室工作和医疗保健那样被线上替代品取代，但是教育的变革正在发生。尽管新冠肺炎大流行期间的教育成果表明，教师与学生面对面教学的效果更好，但数字化课程将成为补充课堂教学的新工具。

在大流行期间，如果你家中有一个学龄儿童，你可能会非常熟悉同步和异步学习的概念。同步学习是尝试模仿正常的上课体验：教师使用视频会议服务来模拟现场授课，学生可以随时提问，就像在真实的教室里一样。这对许多中学后教育的学生来说是一个很好的选择，尤其是那些需要更多灵活性的学生。但是，在大流行后的世界里，我不认为同步学习会显著影响基础教育，也许我们会在高年级学生或极端天气下提供线上教育。但它对低年级的学生来说效果并不好。

同时，异步学习仍将继续——但它的形式与我们在大流行最严重时期所看到的可能不同。在这种教学方式中，学生可以观看预先录制的讲座，并按照自己的时间表完成作业，教师可以在讨论板上发布提示，并让他们的班级参与评分。

据我所知，许多教师、家长和学生对这两种形式的远程学习并不满意，延续它们的任何版本似乎都不足以吸引受众。但是，在异步学习中使用的一些工具，将可能补充学生和教师已经在课堂上共同完成的任务。

想想数字课程是如何让家庭作业更丰富、更吸引人的。如果你是学生，在网上做作业时，你可以得到实时反馈。在过去，需要在交上作业后经历漫长的等待，才能得知自己哪里出了问题，这将成为历史。线上内容将更好地与学生互动并实现个性化教学，着重帮助你聚焦薄弱环节，同时通过给你一些相对简单的问题来增强你的信心。

如果你是一名教师，你就能看到学生学习的速度如何、他们需要提示的频率有多高，从而让你更深入地了解他们的学习情况。只要轻点一下鼠标，教师便能知道诺亚在某一特定类型的问题上需要更多的指导，或者奥利维亚已经准备好挑战一个更高级的阅读任务。

数字工具也可以促进课堂上的学习更加个性化。我所熟悉的一个例子是萨米特学习平台（Summit Learning Platform）。学生和教师共同选择一个目标——也许是你想进入某所大学或为某一职业道路做准备，并创建一个数字化学习计划。除了在课堂上接受传统的教育，他们还利用这个平台检测自己的知识水平，以评估自己的表现。让孩子以这种方式掌控自己的学习进度，有助于建立自信、保持好奇心和培养毅力。

对于这些技术的研究已有一段时间，但在大流行期间由于需求飙升，加速了研发进展。在未来几年里，盖茨基金会将大量资金投入对这些工具的研发，并衡量哪些工具有效。

一些跨越式进展集中在数学课程上，尤其是代数。"代数 1"是高中毕业的一个重要里程碑，它的不通过率是所有高中课程中最高的。[4] 未通过考试的学生只有 20% 的机会从高中毕业，这一问题尤其影响到黑人、拉丁裔、英语初学者或极端贫困的学生，使他们在未来的职业生涯和更高收入方面处于不利地位。挣扎于代数学习的孩子通常会产生一种数学不好的自我否定情绪，这种想法也会影响他们其他课程的学习。对他们目前的学习水平来说，练习题可能难度过大，他们会因此感到沮丧，而且随着课程的深入，他们可能永远无法赶上。

开发在线数学课程的公司 Zearn 就是一个致力于数字化创新的典范。它面向小学生的新式数学课程帮助他们建立在未来课程中关键的概念，比如分数和运算顺序。他们提供教学材料，帮助教育工作者制订课程计划，还创建了数字课程和作业，使家庭作业充满趣味性。

我希望这样的工具能帮助更多的学生完成学业，同时减轻教师的负担。在大流行最严重的时期，远程学习意味着教师需要比以往处理更多的工作。未来，软件最终将为他们腾出更多的时间，让他们专注于创造个人增量价值。

当然，新的数字教育工具能否改变学习模式，取决于学生能否在家里接触到相关技术。自疫情暴发以来，这一差距逐步缩小，但许多孩子仍然没有合适的电脑或稳定、快速的互联网接入。[5]（有色人种的学生和来自低收入家庭的学生尤其如此，他们将更能从有助于缩小教育成果差距的数字化工具中受益。[6]）寻找扩大数字化工具的获取渠道与发展新的创新同等重要。最终，无论是在教育领域还是其他领域，数字化能在多大程度上占据主导地位取决于它的普及程度。

1964 年，贝尔电话公司在世界博览会上展出了第一台可视电话（见图 10-1）。可视电话看起来像动画片《杰森一家》里的风格，在一个看起来科幻感很强的椭圆形小桶里嵌入了一个小的实时图像。那时候我才 8 岁，我在报纸上看到了这种电话的照片，我甚至不敢相信我所看到的一切。更难以想象的是，几十年后，我每天都会花几个小时的时间进行视频通话。

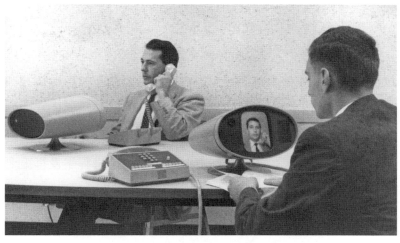

图 10-1  自 1964 年贝尔电话公司的可视电话问世以来，虚拟会议已经取得长足的进步[7]

当科技成为我们日常生活的一部分，我们很容易认为它不足为奇。然而，当你花时间审视它们时，今天的数字能力实际上堪称奇迹。现在，我们能够以一种曾经纯粹是幻想中的方式与他人以及与世界联系。

对许多人，尤其是生活在照护中心的老年人来说，视频电话已经成为联通世界的生命线。即使你可能厌倦了虚拟的欢乐时光和生日聚会，你也不能否认它们建立的联络帮助我们度过了大流行期间最灰暗的日子。

的确，新冠肺炎大流行是毁灭性的，但想象一下，如果发生在 10 年前，与外界隔离会是多么难熬。如今视频通话应运而生，但网络速度还不够快，无法支持很多人在家进行视频会议。在过去 10 年中，宽带基础设施发展得益于人们都希望能够在晚上看网飞（Netflix）的诉求。在大流行开始前，带宽已经发展到能够供应人们在白天远程办公。

事实上，我们无法准确预测突破创新将如何塑造未来。你可以设想，一种新技术将会改变世界的各种剧情，然后像新冠肺炎这样的事情发生了，迫使每个人以新的方式使用他们掌握的工具。尽管卡塔琳·考里科有着惊人的远见，但她是否想象过mRNA 疫苗有一天会在结束新冠肺炎大流行的进程中发挥重要作用，对此我表示怀疑。

我迫不及待地想看到数字技术的突破创新在未来几年将如何发展。过去几年，我们看到的技术进步有可能创造更强的灵活性和更多的选择，从而改善人们的生活。技术的创新与进步，让我们在面对下一次大流行时处于一个有利位置。回首新冠肺炎大流行的两年，我猜，历史会将其视为一个遭受重创的阴暗时期，但也正是这段时光激发了向好的方向发展的巨大变革。

# 附　录　词汇表

**抗体：** 由免疫系统产生的蛋白质，可结合于病原体的表面，继而将其消灭。

**抗原检测：** 一种疾病诊断方法，检测病原体表面的特殊蛋白质。抗原检测的准确度略低于 PCR 检测，但能快速提供结果，不依赖于实验室，即可便捷确认感染者是否可能具有传染性。侧流免疫层析检测（类似于家用验孕棒）即抗原检测。

**突破性感染：** 发生在已经接种过某种疾病疫苗的人身上的感染。

**流行病防范创新联盟（CEPI）：** 创建于 2017 年的非营利组织，旨在加速针对新兴传染病的疫苗研发，并推动这些疫苗惠及贫穷国家的人民。

**冷链：** 在疫苗从生产工厂到使用地点的过程中保持适当温度的过程。

**接触者追踪：** 识别与某种疾病感染者接触过的人的过程。

**新冠肺炎疫苗实施计划（COVAX）：** 由流行病防范创新联盟、疫苗联盟和世界卫生组织共同牵头的向中低收入国家提供新冠肺炎疫苗的全球性努力。

**效力、疗效：** 用以衡量一种疫苗或药物的效果。在医学领域，效力指的是临床试验中的表现，而疗效指的是日常医疗实践中的表现。为了简单起见，我在本书中用"有效性"来表示这两者。

**疫苗联盟（Gavi）：** 2000 年成立的非营利组织，旨在鼓励制造商降低销售给最贫穷国家的疫苗的价格，以换取这些国家的长期、大量且可预测的需求。

**基因组、基因组测序：** 基因组是一个生物体的遗传密码。所有生物都有独一无二的基因组。基因组测序是理清遗传信息出现顺序的过程。

**全球流行病应对与动员团队（GERM）：** 一个拟议中的全球组织，负责检测和应对疾病暴发，并防止它们成为大流行。

**全球基金：** 官方名称为抗艾滋病、结核病和疟疾全球基金，是一个非营利性的合作组织，旨在终结这三种疾病的流行。

**健康测量与评价研究所（IHME）：** 一个设在华盛顿大学的研究组织，利用数据指导公共卫生相关决策。

**mRNA（信使 RNA）：** 遗传物质，携带生产某种蛋白质的指令，在细胞中的工厂里将蛋白质组装起来。使用 mRNA 的疫苗通过引入遗传代码，教会你的细胞生产与特定病毒形状相似的蛋白质，触发体内免疫系统产生针对该病毒的抗体。

**非药物干预（NPIs）：** 在不使用疫苗或药物的情况下减少传染病传播的政策及工具。非药物干预措施包括规定佩戴口罩、限制旅行和关闭学校。

**PCR 检测：** 聚合酶链式反应检测，是目前疾病诊断的金标准。

**西雅图新冠病毒评估网络（SCAN）：** 与西雅图流感研究一起成立，研究新冠病毒如何在社区内传播。

**世界卫生组织（WHO）：** 联合国的一个部门，负责国际公共卫生。

# 致　谢

　　我要感谢比尔及梅琳达·盖茨基金会所有的工作人员、受托人、受赠人及合作伙伴，你们在新冠肺炎大流行期间孜孜不倦地工作，并提供帮助。你们的热情和奉献鼓舞着我。能与这样一群有才华的人一起工作，我和梅琳达十分荣幸。

　　写本书就像试图击中一个移动的目标，因为几乎每天都接收到新的信息。因此，需要一个团队的努力来纵观最新的数据，继而开展分析。我很感谢每一位帮助我完成本书的人。

　　我的每一本书都是与一个或多个写作或研究伙伴共同完成。就本书而言，一如既往，乔希·丹尼尔用其丰富的经验，致力于为我深入浅出地解释复杂的问题。乔希和他的同事保罗·内文、凯西·塞尔温是一个了不起的三人组，他们进行了深入的研究，综合了许多领域的专家观点，并帮助我将想法落在纸上。我感谢他们的建议，钦佩他们的辛勤工作。

　　本书得益于基金会许多同事的真知灼见，包括马克·苏斯曼、特雷弗·蒙代尔、克里斯·伊利亚斯、加吉·戈什、安妮塔·扎伊迪、斯科特·道尔、丹·瓦滕多夫、林达·斯图尔特、奥林·莱文、戴维·布莱兹、凯斯·克鲁格曼和苏珊·伯恩斯，他们开展了头脑风暴，并审核了书稿，同时在大流行期间平衡了其他繁重的工作。基金会的众多工作人员提供了专业见解、深入研究以及对书稿的建议，包括哈里·梅农、奥马尔·塞迪、郑志杰、娜塔莉·艾芙里卡、玛丽·艾肯海德、詹妮弗·奥尔康、瓦莱丽·恩卡姆冈·比摩、阿德里安·德·柴斯马汀、杰夫·切尔塔克、克里斯·卡尔弗、艾米莉·丹瑟罗、彼得·杜尔、肯·邓肯、埃米利奥·埃米尼、迈克·法穆拉雷、迈克尔·高威、阿伦·戈尔斯顿、维沙尔·古贾德胡尔、丹·哈特曼、维维安·许、胡浩、艾米丽·英斯利、卡尔·柯克伍德、丹尼斯·李、默里·伦普金、芭芭拉·马洪、海伦·马茨、乔治娜·墨菲、罗布·纳博斯、娜塔莉·瑞弗尔、戴维·罗宾逊、托雷·德·罗扎里奥、谭雅·舒楚克、邓肯·斯蒂尔、凯瑟琳·谭、布拉德·泰特尔、戴维·沃恩，菲利普·韦尔克霍夫、爱德华·温格、杰·温格、格雷格·维德迈尔和布拉德·威尔肯。基金会的沟通和宣传团队不仅出力做研究，还将这项工作向前推进，帮助我把书中的观点转化为切实的举措，让世界做好应对下一次重大突发事件的准备。

安东尼·福奇、戴维·莫伦斯、汤姆·弗里登、比尔·福奇、塞斯·伯克利、拉里·布里连特、希拉·古拉蒂和布拉德·史密斯对初稿进行了深思熟虑的评审。

我还要感谢盖茨风险投资团队的许多人，他们推动了本书的问世。

拉里·科恩所展现的领导才能和远见卓识难能可贵，我感谢他处变不惊、运筹帷幄，对我们的工作尽心尽力。

尼兰詹·博斯给了我专业的建议，并帮助我把许多技术细节搞清楚。贝基·巴特勒和全球卫生典范团队的其他成员帮助我细化了为什么一些国家比其他国家做得更好。

亚历克斯·里德深谋远虑地带动了负责确保本书成功上市的沟通团队。乔安娜·富勒在帮助我处理西雅图流感研究和西雅图新型冠状病毒评估网络案例的所有细节方面发挥了重要作用。

安迪·库克负责线上战略工作，将本书在我的网站、社交渠道等地方推广。

伊恩·桑德斯出色地领导了创意团队，帮助将本书推向市场。

梅根·格鲁布提供了良好的编辑建议，特别是后记部分。阿努·霍斯曼领导了本书图像内容的创作过程。詹·克拉伊塞克默默协调加工过程。布伦特·克里斯托弗森监督了图片资料的制作，图表来自超越语言（Beyond Words），插图来自约诺·埃。约翰·墨菲帮助我认识、了解了许多抗击新冠肺炎的英雄。

格雷格·马丁内兹和珍妮·莱曼帮助我了解最新的技术发展方向，他们的工作尤其为后记内容提供了参考。

格雷格·艾斯肯纳兹和劳拉·艾尔斯负责协议合同，并获得本书中所涉及的数十种资源的许可。

许多人在本书的出版和发行过程中发挥了重要作用，包括凯蒂·鲁普、凯里·麦克内利斯、马拉·麦克莱恩、娜奥米·祖克、凯琳·怀亚特、克洛伊·约翰逊、泰勒·休斯、玛格丽特·霍尔辛格、乔什·弗里德曼、阿达·阿林兹、达里亚·芬顿、艾米莉·沃登、泽菲拉·戴维斯、基奥塔·特里安、阿比·卢斯、K.J.谢尔曼、丽莎·毕晓普、托尼·霍尔舍、鲍勃·雷根、切尔西·卡森伯格、杰森·威尔金森、马赫恩·萨胡、金·麦基、塞巴斯蒂安·马耶夫斯基、皮亚·迪尔金、赫米斯·阿里奥拉、安娜·达尔奎斯特、肖恩·威廉姆斯、布拉德利·卡斯塔内达、杰奎琳·史密斯、卡米尔·巴尔萨莫－吉利斯和戴维·桑格。

我还要感谢盖茨风险投资团队其他优秀的成员：奥布里·博格多诺维奇、希拉里·邦兹、帕特里克·布兰尼利、格雷琴·伯克、马伦·克拉森、马特·克莱门特、奎因·科内利斯、亚历山德拉·克罗斯比、普拉特纳·德赛、詹·基德威尔·德雷克、萨拉·福斯莫、林赛·福纳里、纳撒尼尔·格思、乔纳·戈德曼、安德里亚·巴尔加斯·格拉、罗迪·圭德罗、罗布·古斯、罗文·侯赛因、杰弗里·赫斯顿、格洛丽亚·伊兹、法哈德·伊玛姆、崔茜卡·杰斯特、劳伦·吉洛蒂、古塔姆·坎德鲁、萨拉·凯斯特、莉赛尔·基尔、梅雷迪思·金博尔、詹·兰斯顿、西奥本·拉赞比、安妮·刘、迈克·马奎尔、克里斯蒂娜·马兹本德、阿米莉亚·梅伯里、凯特林·麦克休、艾玛·麦克休、安吉丽娜·梅多斯、乔·迈克尔斯、克雷格·米勒、雷·明彻、瓦莱丽·莫罗内斯、亨利·莫耶斯、狄龙·米德兰、凯尔·内特尔布莱德、布里奇特·奥康纳、帕特里克·欧文斯、德雷安娜·帕金斯、穆克塔·帕塔克、戴维·沃格特·菲利普斯、托尼·庞德、雪莉·普拉萨德、扎赫拉·拉贾维、凯特·雷兹纳、切尔西·罗伯茨、布莱恩·桑德斯、贝内特·谢里、凯文·斯莫林、史蒂夫·斯普林梅尔、艾西瓦娅·苏库马尔、乔丹－塔特·托马斯、艾丽西亚·汤普森、卡罗琳·蒂尔登、里基·文森特、考特尼·沃伊格特、威廉·王、斯蒂芬妮·威廉姆斯、桑里斯·斯旺森·威廉姆斯、泰勒·威尔逊、悉尼·杨、贾马尔·耶伍德和玛丽亚·杨。

特别感谢盖茨风险投资和盖茨基金会的人力资源团队，感谢他们在新冠肺炎大流行期间，在把每个人的健康和安全放在首位的同时，为保持强大的文化所做的一切。

克里斯·默里和健康测量与评价研究所的其他团队成员协助我进行了研究、建模和分析，这些对我在本书中所述观点、图表、统计数据影响深远。

马克斯·罗泽的网站 Our World in Data 是无价的资源，我在写本书的过程中曾无数次查阅。

本书离不开克诺夫出版集团的编辑罗伯特·戈特利布的不懈支持，他的指导帮助我们平衡了本书的准确性和可读性。凯瑟琳·胡里根巧妙地协调了整个过程，帮助我们与时间赛跑并稳步前行。我要感谢企鹅兰登书屋所有支持本书的人：里根·亚瑟、玛雅·马维吉、安妮·阿肯鲍姆、安迪·休斯、艾伦·费尔德曼、迈克·科利卡、克里斯·吉莱斯皮、厄林·哈特曼、杰西卡·珀西尔、朱利安·克兰西、艾米·哈格多恩、劳拉·基夫、苏珊娜·史密斯、瑟琳娜·雷曼和凯特·休斯。

沃伦·巴菲特自 2006 年起做出捐款承诺，对盖茨基金会慷慨解囊，使我们能够扩大和深入我们在世界范围内开展的工作。我非常敬佩他给予的支持，能称他为我的朋友，我感到无比幸运。

自 1987 年我们相遇的那一天起，我从梅琳达身上学到了很多。我为我们共同营造的家庭和我们共同创建的基金会深感自豪。

最后，我想感谢珍、罗里和菲比。我写本书的那一年，对世界来说举步维艰，对我们的家庭来说亦是如此。我很感激他们无尽的爱与支持。对我来说，没有什么比做他们的父亲更有意义。

# 注　释

## 前　言

1. Hien Lau et al., "The Positive Impact of Lockdown in Wuhan on Containing the COVID-19 Outbreak in China," *Journal of Travel Medicine 27*, no. 3 （April 2020）.

2. Nicholas D. Kristof, "For Third World, Water Is Still a Deadly Drink," *New York Times*, Jan. 9, 1997.

3. 图片来源：*The New York Times*. © 1997 The New York Times Company. All rights reserved. Used under license.

4. World Bank, World Development Report 1993, https://elibrary.worldbank. org.

5. World Health Organization（WHO）, "Number of New HIV Infections," https://www.who.int.

6. "Managing Epidemics：Key Facts About Major Deadly Diseases," WHO, 2018, https://who.int.

7. Institute for Health Metrics and Evaluation, GBD Compare, https://vizhub. healthdata.org/gbd-compare/.

8. 数据来源：Institute for Health Metrics and Evaluation（IHME）at the University of Washington, Global Burden of Disease Study 2019, https://healthdata. org.

9. 图片来源：Eye Ubiquitous/Universal Images Group via Getty Images.

10. Our World in Data, "Tourism," https://www.ourworldindata.org.

11. 图片来源: Fototeca Storica Nazionale via Getty Images.

12. "2014–2016 Ebola Outbreak in West Africa," Centers for Disease Control and Prevention（CDC）, https://www.cdc.gov.

13. 图片来源: Enrico Dagnino/*Paris Match* via Getty Images.

14. Seth Borenstein, "Science Chief Wants Next Pandemic Vaccine Ready in 100 Days," Associated Press, June 2, 2021.

15. WHO, "Global Influenza Strategy 2019–2030," https://www.who.int.

## 第一章

1. 截至 2021 年 12 月, 全球超额死亡人数包括官方统计的新冠肺炎死亡人数、估计额外的新冠肺炎死亡人数以及由大流行引起的并发症导致的所有原因的死亡人数。数据来源: Institute for Health Metrics and Evaluation（IHME）at the University of Washington（2021）.

2. Our World in Data, "Estimated Cumulative Excess Deaths Per 100, 000 People During COVID-19," https://ourworldindata .org/.

3. Our World in Data, "Estimated Cumulative Excess Deaths per 100, 000 People During COVID-19," https://ourworldindata .org.

4. 每天新增病例（7 天滚动平均值）。数据来源: "Emerging COVID-19 Success Story: Vietnam's Commitment to Containment," Exemplars in Global Health program, https://www .exemplars.health（published March 2021; accessed Jan. 2022）. Using data extracted from Hannah Ritchie et al., "Coronavirus Pandemic（COVID-19）"（2020）, published online at OurWorldInData.org, https://ourworldindata .org/coronavirus.

5. IHME's data also suggests: T. J. Bollyky et al., "Pandemic Preparedness and COVID-19: An Exploratory Analysis of Infection and Fatality Rates, and Contextual Factors Associated with Preparedness in 177 Countries, from January 1, 2020, to September 30, 2021," *The Lancet*, in press.

6. Prosper Behumbiize, "Electronic COVID-19 Point of Entry Screening and Travel Pass DHIS2 Implementation at Ugandan Borders," https://community.dhis2.org.

7. 图片来源: Sally Hayden/SOPA Images/LightRocket via Getty Images.

8. "7 Unsung Heroes of the Pandemic," *Gates Notes*, https://gatesnotes.com.

9. 图片来源: The Gates Notes, LLC/Ryan Lobo.

10. WHO,"Health and Care Worker Deaths During COVID-19,"https://www.who.int.

11. Victoria Harden（interviewer）and David Sencer（interviewee），CDC，"SENCER，DAVID J.," *The Global Health Chronicles*，https://globalhealth chronicles.org/（accessed Dec. 28，2021）.

12. Kenrad E. Nelson，"Invited Commentary：Influenza Vaccine and Guillain-Barré Syndrome—Is There a Risk?," *American Journal of Epidemiology* 175，no. 11（June 1，2012）：1129–32.

13. UNICEF，"COVID-19 Vaccine Market Dashboard,"https://www.unicef. org；and data provided by Linksbridge.

14. Hans Rosling， *Ten Reasons We're Wrong About the World—and Why Things Are Better Than You Think*（Flatiron Books，2018）.

## 第二章

1. Michael Ng，"Cohorts of Vigiles,"in *The Encyclopedia of the Roman Army* （2015）：122–276.

2. Merrimack Fire，Rescue，and EMS，"The History of Firefighting,"https:// www.merrimacknh.gov/about -fire-rescue.

3. U.S. Bureau of Labor Statistics，"Occupational Employment and Wages，May 2020,"https://www.bls.gov/；National Fire Protection Association，"U.S. Fire Department Profile 2018,"https://www .nfpa.org.

4. Thatching Info，"Thatching in the City of London,"https://www. thatchinginfo.com/.

5. National Fire Protection Association，https://www.nfpa.org.

6. Global Polio Eradication Initiative（GPEI），"History of Polio,"https:// www.polioeradication.org/.

7. GPEI，https://www.polioeradication.org.

8. 图中数据仅含野生型脊髓灰质炎病例。数据来源：WHO，Progress Towards Global Immunization Goals，2011（accessed Jan. 2022），data provided by 194 WHO Member States.

9. 图片来源：© UNICEF/UN0581966/Herwig.

10. Interview with Dr. Shahzad Baig，National Coordinator，Pakistan National Emergency Operation Centre，July 2021.

11. IISS，"Global Defence-Spending on the Up，Despite Economic Crunch,"

https://www.iiss.org.

## 第三章

1. CDC，"Integrated Disease Surveillance and Response（IDSR），" https://www.cdc.gov.

2. A. Clara et al.，"Developing Monitoring and Evaluation Tools for Event-Based Surveillance：Experience from Vietnam，" *Global Health* 16，no. 38（2020）.

3. "Global Report on Health Data Systems and Capacity，2020，" https://www.who.int.

4. IHME，"Global COVID-19 Results Briefing，" Nov. 3，2021，https://www.healthdata.org.

5. IHME results briefings for the European Union and Africa，https://healthdata.org.

6. Estimates generated by the Vaccine Impact Modeling Consortium based on its publication by Jaspreet Toor et al.，"Lives Saved with Vaccination for 10 Pathogens Across 112 Countries in a Pre-COVID-19 world，" July 13，2021.

7. CHAMPS，"A Global Network Saving Lives，" https://champshealth.org.

8. MITS Alliance，"What Is MITS?，" https://mitsalliance.org.

9. 图片来源：The Gates Notes，LLC/Curator Pictures，LLC.

10. Cormac Sheridan，"Coronavirus and the Race to Distribute Reliable Diagnostics，" *Nature Biotechnology* 38（April 2020）：379–91.

11. LGC，Biosearch Technologies，Nexar technical specs，https://www.biosearchtech.com.

12. 图片来源：LGC，Biosearch Technologies™.

13. Email correspondence with Lea Starita of the Advanced Technology Lab at Brotman Baty Institute.

14. 图中的数据获取于 2021 年 12 月 9 日。每日确诊感染病例是指每天报告的病例。每日预计感染人数是指每天估计感染新冠病毒的人数，包括未接受检测者。2020 年 2 月至 2020 年 4 月 1 日期间的新冠肺炎病例数据。数据来源：Institute for Health Metrics and Evaluation（IHME）at the University of Washington.

15. Sheri Fink and Mike Baker，"Coronavirus May Have Spread in U.S. for Weeks，Gene Sequencing Suggests，" *New York Times*，March 1，2020.

16.Oxford Nanopore，"Oxford Nanopore，the Bill and Melinda Gates Foundation，Africa Centres for Disease Control and Prevention and Other Partners Collaborate to Transform Disease Surveillance in Africa，" https:// nanoporetech.com.

17.Neil M. Ferguson et al.，"Report 9—Impact of Non-Pharmaceutical Interventions（NPIs）to Reduce COVID-19 Mortality and Healthcare Demand，" https://www.imperial.ac.uk.

## 第四章

1. Bill Gates，"Where Do Vaccine Fears Come From?，" https://www. gatesnotes.com.

2. 图片来源：Gado via Getty Images.

3. Steffen Juranek and Floris T. Zoutman，"The Effect of Non-Pharmaceutical Interventions on the Demand for Health Care and on Mortality：Evidence from COVID-19 in Scandinavia，" *Journal of Population Economics*（July 2021）：1–22，doi：10.1007/s00148-021-00868-9.

4. Solomon Hsiang et al.，"The Effect of Large-Scale Anti-Contagion Policies on the COVID-19 Pandemic，" *Nature* 584，no. 7820（Aug. 2020）：262–67，doi：10.1038/s41586-020-2404-8.

5. UNESCO，"School Closures and Regional Policies to Mitigate Learning Losses in Asia Pacific，" https://uis .unesco.org.

6. 在疫苗上市前预计的感染致死率，涵盖 2020 年全球死于新冠肺炎的人口。数据来源：Institute for Health Metrics and Evaluation（IHME）at the University of Washington.

7. UNESCO.

8. Emma Dorn et al.，"COVID-19 and Learning Loss—Disparities Grow and Students Need Help，" McKinsey & Company，Dec. 8，2020，https://www. mckinsey.com.

9. CDC，"Science Brief：Transmission of SARS-CoV-2 in K–12 Schools and Early Care and Education Programs—Updated，" Dec. 2021，https://www. cdc.gov.

10. Victor Chernozhukov et al.，"The Association of Opening K–12 Schools with the Spread of COVID-19 in the United States：County-Level Panel Data Analysis，" *Proceedings of the National Academy of Sciences*（Oct.

2021）: 118.

11. Joakim A. Weill et al., "Social Distancing Responses to COVID-19 Emergency Declarations Strongly Differentiated by Income," *Proceedings of the National Academy of Sciences of the United States of America*（Aug. 2020）: 19658–60.

12. CDC, "Frequently Asked Questions About Estimated Flu Burden," https://www.cdc.gov ; WHO, "Ask the Expert : Influenza Q&A," https://www.who.int.

13. "Why Many Countries Failed at COVID Contact-Tracing—but Some Got It Right," *Nature*, Dec. 14, 2020.

14. Ha-Linh Quach et al., "Successful Containment of a Flight-Imported COVID-19 Outbreak Through Extensive Contact Tracing, Systematic Testing and Mandatory Quarantine : Lessons from Vietnam," *Travel Medicine and Infectious Disease* 42（Aug. 2021）.

15. R. Ryan Lash et al., "COVID-19 Contact Tracing in Two Counties—North Carolina, June–July 2020," *MMWR : Morbidity and Mortality Weekly Report* 69（Sept. 25, 2020）.

16. B. C. Young et al., "Daily Testing for Contacts of Individuals with SARS-CoV-2 Infection and Attendance and SARS-CoV-2 Transmission in English Secondary Schools and Colleges : An Open-Label, Cluster-Randomised Trial," *The Lancet*（Sept. 2021）.

17. Billy J. Gardner and A. Marm Kilpatrick, "Contact Tracing Efficiency, Transmission Heterogeneity, and Accelerating COVID-19 Epidemics," *PLOS Computational Biology*（June 17, 2021）.

18. Dillon C. Adam et al., "Clustering and Superspreading Potential of SARS-CoV-2 Infections in Hong Kong," *Nature Medicine*（Sept. 2020）.

19. Kim Sneppen et al., "Overdispersion in COVID-19 Increases the Effectiveness of Limiting Nonrepetitive Contacts for Transmission Control," *Proceedings of the National Academy of Sciences of the United States of America* 118, no. 14（April 2021）.

20. W. J. Bradshaw et al., "Bidirectional Contact Tracing Could Dramatically Improve COVID-19 Control," *Nature Communications*（Jan. 2021）.

21. Akira Endo et al., "Implication of Backward Contact Tracing in the Presence of Overdispersed Transmission in COVID-19 Outbreaks," *Wellcome Open*

*Research* 5, no. 239 ( 2021 ) .

22. Anthea L. Katelaris et al. , "Epidemiologic Evidence for Airborne Transmission of SARS-CoV-2 During Church Singing, Australia, 2020," *Emerging Infectious Diseases* 27, no. 6 ( 2021 ) : 1677.

23. Jianyun Lu et al. , "COVID-19 Outbreak Associated with Air Conditioning in Restaurant, Guangzhou, China, 2020," *Emerging Infectious Diseases* 26, no. 7 ( 2020 ) : 1628.

24. Nick Eichler et al. , "Transmission of Severe Acute Respiratory Syndrome Coronavirus 2 During Border Quarantine and Air Travel, New Zealand ( Aotearoa )," *Emerging Infectious Diseases* 27, no. 5 ( 2021 ) : 1274.

25. CDC, "Science Brief : SARS-CoV-2 and Surface ( Fomite ) Transmission for Indoor Community Environments," April 2021, https://www.cdc.gov.

26. Apoorva Mandavilli, "Is the Coronavirus Getting Better at Airborne Transmission?," *New York Times*, Oct. 1, 2021.

27. Rommie Amaro et al. , "#COVID isAirborne : AI-Enabled Multiscale Computational Microscopy of Delta SARS-CoV-2 in a Respiratory Aerosol," Nov. 17, 2021, https://sc21.super computing.org.

28. Christos Lynteris, "Why Do People Really Wear Face Masks During an Epidemic?," *New York Times*, Feb. 13, 2020 ; Wudan Yan, "What Can and Can't Be Learned from a Doctor in China Who Pioneered Masks," *New York Times*, May 24, 2021.

29. M. Joshua Hendrix et al. , "Absence of Apparent Transmission of SARS-CoV-2 from Two Stylists After Exposure at a Hair Salon with a Universal Face Covering Policy—Springfield, Missouri, May 2020," *Morbidity and Mortality Weekly Report* 69 ( 2020 ) : 930–32.

30. J. T. Brooks et al. , "Maximizing Fit for Cloth and Medical Procedure Masks to Improve Performance and Reduce SARS-CoV-2 Transmission and Exposure," *Morbidity and Mortality Weekly Report* 70 ( 2021 ) : 254–57.

31. Siddhartha Verma et al. , "Visualizing the Effectiveness of Face Masks in Obstructing Respiratory Jets," *Physics of Fluids* 32, no. 061708 ( 2020 ) .

32. J. T. Brooks et al. , "Maximizing Fit for Cloth and Medical Procedure Masks to Improve Performance and Reduce SARS-CoV-2 Transmission and Exposure," *Morbidity and Mortality Weekly Report* 70 ( 2021 ) : 254–57.

33. Gholamhossein Bagheri et al. , "An Upper Bound on One-to-One Exposure

to Infectious Human Respiratory Particles," *Proceedings of the National Academy of Sciences* 118, no. 49 ( Dec. 2021 ) .

34. 图片来源: The Gates Notes, LLC/Sean Williams.

35. Christine Hauser, "The Mask Slackers of 1918," New York Times, Dec. 10, 2020.

36. Jason Abaluck et al., "Impact of Community Masking on COVID-19 : A Cluster-Randomized Trial in Bangladesh," *Science*, Dec. 2, 2021.

## 第五章

1. Tedros Adhanom Ghebreyesus, remarks at the Munich Security Conference, Feb. 15, 2020, https://www.who.int.

2. WHO, "Coronavirus Disease ( COVID-19 ) Advice for the Public : Mythbusters," May 2021, https://www .who .int ; Ian Freckelton, "COVID-19 : Fear, Quackery, False Representations and the Law," *International Journal of Law and Psychiatry* 72, no. 101611 ( Sept.–Oct. 2020 ).

3. U.S. National Library of Medicine, https://clinicaltrials.gov ( search for "COVID-19 and hydroxychloroquine") ; Peter Horby and Martin Landray, "No Clinical Benefit from Use of Hydroxychloroquine in Hospitalised Patients with COVID-19," June 5, 2020, https://www.recoverytrial.net.

4. Aliza Nadi, " 'Lifesaving' Lupus Drug in Short Supply After Trump Touts Possible Coronavirus Treatment," NBC News, March 23, 2020.

5. The Recovery Collaborative Group, "Dexamethasone in Hospitalized Patients with Covid-19," *New England Journal of Medicine*, Feb. 25, 2021.

6. Africa Medical Supplies Platform, July 17, 2020, https://amsp.africa ; Ruth Okwumbu-Imafidon, "UNICEF in Negotiations to Buy COVID-19 Drug for 4.5 Million Patients in Poor Countries," *Nairametrics*, July 30, 2020.

7. England National Health Service, "COVID Treatment Developed in the NHS Saves a Million Lives," March 23, 2021, https://www.england.nhs.uk.

8. Robert L. Gottlieb et al., "Early Remdesivir to Prevent Progression to Severe Covid-19 in Outpatients," *New England Journal of Medicine*, Dec. 22, 2021.

9. U.S. National Institutes of Health, "Table 3a. Anti-SARS-CoV-2 Monoclonal Antibodies : Selected Clinical Data," Dec. 2021, https://www.

covid19treatmentguidelines.nih.gov.

10. Pfizer，"Pfizer's Novel COVID-19 Oral Antiviral Treatment Candidate Reduced Risk of Hospitalization or Death by 89% in Interim Analysis of Phase 2/3 EPIC-HR Study，" Nov. 5，2021，https://www.pfizer.com/.

11. WHO，"COVID-19 Clinical Management/Living Guidance，" Jan. 25，2021，https://www.who.int.

12. Clinton Health Access Initiative，"Closing the Oxygen Gap，" Feb. 2020，https://www.clintonhealthaccess.org/.

13. https://hewatele.org/.

14. "Stone Age Man Used Dentist Drill，" BBC News，April 6，2006.

15. Rachel Hajar，"History of Medicine Timeline，" *Heart Views：The Official Journal of the Gulf Heart Association* 16，no. 1（2015）：43–45.

16. Alan Wayne Jones，"Early Drug Discovery and the Rise of Pharmaceutical Chemistry，" *Drug Testing and Analysis* 3，no. 6（June 2011）：337–44；Melissa Coleman and Jane Moon，"Antifebrine：A Happy Accident Gives Way to Serious Blues，" *Anesthesiology* 134（2021）：783.

17. Arun Bhatt，"Evolution of Clinical Research：A History Before and Beyond James Lind，" *Perspectives in Clinical Research* 1，no. 1（2010）：6–10.

18. U.K. Research and Innovation，"The Recovery Trial，" https://www.ukri.org.

19. Center for Global Development，"Background Research and Landscaping Analysis on Global Health Commodity Procurement，" May 2018，https://www.cgdev.org.

20. WHO，"Impact Assessment of WHO Prequalification and Systems Supporting Activities，" June 2019，https://www.who.int.

21. U.S. Food and Drug Administration，"Generic Drugs，" https://www.fda.gov.

## 第六章

1. 发现疾病的年份反映了病毒首次从患者样本中分离出来的时间。疫苗上市指针对该疾病的首个疫苗开始广泛使用。百日咳、脊髓灰质炎和麻疹的全球疫苗接种率代表 1 岁儿童中已接种相关疫苗的比率。新冠肺炎疫苗接种包括 2021 年 12 月以前接种疫苗的所有人。数据来源：Samantha Vanderslott, Bernadeta Dadonaite, and Max Roser，"Vaccination"（2013），published online at OurWorldInData.org，retrieved from https://ourworldindata.org/vaccination. CC BY 4.0.

2. Asher Mullard，"COVID-19 Vaccine Development Pipeline Gears Up，" *The Lancet*，June 6，2020.

3. Siddhartha Mukherjee，"Can a Vaccine for Covid-19 Be Developed in Time?，" *New York Times*，June 9，2020.

4. WHO，"WHO Issues Its First Emergency Use Validation for a COVID-19 Vaccine and Emphasizes Need for Equitable Global Access，" Dec. 31，2020，https://www.who.int.

5. CDC，"Vaccine Safety：Overview，History，and How the Safety Process Works，" Sept. 9，2020，https://www.cdc.gov.

6. "Maurice Hilleman，" Wikipedia，Dec. 2021.

7. 在此之前，疫苗研发上市的最短时间是 4 年（腮腺炎疫苗），该纪录由莫里斯·希勒曼创造。新冠肺炎疫苗的研发时间在一年以内，指从开始致力于研发新冠肺炎疫苗到辉瑞和德国生物新技术公司生产的疫苗获得紧急使用授权的时间。数据来源：Reprinted with permission. N Engl J Med 2020；382：1969–1973. Copyright 2020，Massachusetts Medical Society.

8. 图片来源：（左）Paul Hennessy/SOPA Images/LightRocket via Getty Images；（右）Brian Ongoro/AFP via Getty Images.

9. Gavi，"Our Impact，" Sept. 21，2020，https://www .gavi.org/.

10. 2016—2020 年，在疫苗联盟的支持下，累计完成全部疫苗接种剂量的儿童数量（仅通过常规递送系统）。5 岁以下死亡病例指在所有疫苗联盟支持的国家出生的儿童在 5 岁前死亡的平均比率。数据来源：Gavi Annual Progress Report 2020；United Nations Inter-agency Group for Child Mortality Estimation 2021.

11. Joseph A. DiMasia et al.，"Innovation in the Pharmaceutical Industry：New Estimates of R&D Costs，" *Journal of Health Economics*（May 2016）：20–33.

12. CEPI，"Board 24–25 June 2021 Meeting Summary，" Aug. 19，2021，https://www.cepi.net/.

13. Benjamin Mueller and Rebecca Robbins，"Where a Vast Global Vaccination Program Went Wrong，" *New York Times*，Oct. 7，2021.

14. 插图来源：The Gates Notes, LLC/Studio Muti.

15. J. J. Wheeler et al.，"Stabilized Plasmid-Lipid Particles：Construction and Characterization，" *Gene Therapy*（Feb. 1999）：271–81.

16. Nathan Vardi, "Covid's Forgotten Hero : The Untold Story of the Scientist Whose Breakthrough Made the Vaccines Possible," *Forbes*, Aug. 17, 2021.

17. "COVID-19 Vaccine Doses Administered by Manufacturer, Japan," Our World in Data, Jan. 2022, https://www.ourworldindata.org.

18. Vaccines approved for WHO EUL as of January 2022. Data for estimated doses shipped are from Linksbridge Media Monitoring and UNICEF COVID-19 Vaccine Market Dashboard (accessed Jan. 2022), https://www . unicef.org.

19. Patrick K. Turley, "Vaccine : From *Vacca*, a Cow," U.S. National Library of Medicine, March 29, 2021, https://www.ncbi.nlm.nih.gov/.

20. "Antitoxin Contamination," *The History of Vaccines*, https://www. historyofvaccines.org/.

21. "The Biologics Control Act," *The History of Vaccines*, https://www. historyofvaccines.org/.

22. "Vaccine Development, Testing, and Regulation," *The History of Vaccines*, Jan. 17, 2018, https://www.historyofvaccines.org/ ; "Phases of Clinical Trials," BrightFocus Foundation, https://www.bright focus.org/.

23. Cormac O'Sullivan et al., "Why Tech Transfer May Be Critical to Beating COVID-19," McKinsey & Company, July 23, 2020, https://www. mckinsey.com.

24. Hannah Ritchie et al., "Coronavirus Pandemic( COVID-19 )," Our World in Data, Jan. 2022, https://www .ourworldindata.org/.

25. 接种人群包括按接种计划至少接种一剂疫苗的人口。不包括已经感染新冠病毒的人。资料来源: Official data collated by Our World in Data. CC BY 4.0.

26. "American Pandemic Preparedness : Transforming Our Capabilities," White House, Sept. 2021, https://www.whitehouse.gov/.

27. "Indian Manufacturer Cuts Price of Childhood Vaccine by 30 Percent," Gavi, April 18, 2013, https://www.gavi.org/.

28. Melissa Malhame et al., "Shaping Markets to Benefit Global Health—a 15-Year History and Lessons Learned from the Pentavalent Vaccine Market," Vaccine : X, Aug. 9, 2019.

29. "India Completes National Introduction of Pneumococcal Conjugate Vaccine," Gavi, Nov. 12, 2021, https://www.gavi .org/ ; "GBD Compare,"

IHME，https://www.healthdata.org/.

30. 数据来源：WHO，Diphtheria tetanus toxoid and pertussis（DTP3），2021（accessed Jan. 2022）; data provided by the World Bank Income Group : https://apps.who.int/gho/data. CC BY 4.0.

31. 图片来源：The Gates Notes，LLC/Uma Bista.

32. CDC，"Measles Vaccination," https://www.cdc.gov.

33. W. Ian Lipkin, Larry Brilliant, and Lisa Danzig, "Winning by a Nose in the Fight Against COVID-19," *The Hill*, Jan. 1, 2022.

34. 图片来源：The Gates Notes，LLC/Jason J. Mulikita.

## 第七章

1. Kathryn Schulz, "The Really Big One," *The New Yorker*, July 13, 2015.

2. Washington Military Department, "Looking at Successes of Cascadia Rising and Preparing for Our Next Big Exercise," June 7, 2018, https:// m.mil.wa.gov; Emergency Management Division, "Washington State 2016 Cascadia Rising Exercise, After-Action Report," rev. Aug. 1, 2018, https:// mil.wa.gov/.

3. WHO, "A Practical Guide for Developing and Conducting Simulation Exercises to Test and Validate Pandemic Influenza Preparedness Plans," 2018, https://www.who.int.

4. Karen Reddin et al., "Evaluating Simulations as Preparation for Health Crises Like CoVID-19 : Insights on Incorporating Simulation Exercises for Effective Response," *International Journal of Disaster Risk Reduction* 59（June 1, 2021）: 102245.

5. David Pegg, "What Was Exercise Cygnus and What Did It Find?," *The Guardian*, May 7, 2020.

6. U.S. Department of Health and Human Services, "Crimson Contagion 2019 Functional Exercise After-Action Report," Jan. 2020, accessed via https:// www.governmentattic .org.

7. Tara O'Toole, Mair Michael, and Thomas V. Inglesby, "Shining Light on 'Dark Winter,' " *Clinical Infectious Diseases* 34, no. 7（April 1, 2002）: 972–83.

8. Kathy Scott, "Orland Int'l Battles Full-Scale Emergency（Exercise）," *Airport Improvement*, July–Aug. 2013.

9. Sam LaGrone, "Large Scale Exercise 2021 Tests How Navy, Marines Could Fight a Future Global Battle," *USNI News*, Aug. 9, 2021.

10. Alexey Clara et al., "Testing Early Warning and Response Systems Through a Full-Scale Exercise in Vietnam," *BMC Public Health* 21, no. 409 ( 2021 ).

11. Nathan Myhrvold, "Strategic Terrorism : A Call to Action," *Lawfare*, https://paper.ssrn.com.

12. 与比尔·福奇的往来邮件。

## 第八章

1. Samantha Artiga, Latoya Hill, and Sweta Haldar, "COVID-19 Cases and Deaths by Race/Ethnicity : Current Data and Changes over Time," https://www.kff.org.

2. Daniel Gerszon Mahler et al., "Updated Estimates of the Impact of COVID-19 on Global Poverty : Turning the Corner on the Pandemic in 2021?," *World Bank Blogs*, June 24, 2021, https://blogs.worldbank .org/.

3. Tedros Adhanom Ghebreyesus, "WHO Director-General's Opening Remarks at 148th Session of the Executive Board," Jan. 18, 2021, https://www.who.int.

4. Weiyi Cai et al., "The Pandemic Has Split in Two," *New York Times*, May 15, 2021.

5. James Morris, "Rich Countries Hoarding COVID Vaccines Is 'Grotesque Moral Outrage' That Leaves UK at Risk, WHO Warns," Yahoo News UK, May 6, 2021.

6. Our World in Data, "Share of the Population Fully Vaccinated Against COVID-19," https://www.ourworldindata.org.

7. Our World in Data, "Estimated Cumulative Excess Deaths During COVID, World," https://www.ourworldindata .org.

8. IHME, "GBD Compare," https://healthdata.org ( accessed Dec. 31, 2021 ).

9. 高收入的北美洲国家和地区包括美国、加拿大和格陵兰岛。数据来源: Institute for Health Metrics and Evaluation ( IHME ) at the University of Washington, Global Burden of Disease Study 2019.

10. "WHO, Life Expectancy at Birth ( Years )," https://www.who.int.

11. 5 岁以下儿童的死亡率指从出生到刚满 5 岁之间的死亡比率，以每千名新生儿的年平均死亡数表示。数据来源: United Nations, Department of

Economic and Social Affairs, Population Division（2019）, World Population Prospectus 2019, Special Aggregates, Online Edition, Rev. 1.

12. Hans Rosling, "Will Saving Poor Children Lead to Overpopulation?," https://www.gapminder.org ; Our World in Data, "Where in the World Are Children Dying?," https://ourworldindata.org/.

13. Bill and Melinda Gates Annual Letter, 2014, https://www.gatesfoundation.org/.

14. "Demographic Dividend," https://www.unfpa.org/.

15. The Global Fund, "Our COVID-19 Response," https://www.theglobalfund.org（accessed Dec. 2021）.

16. WHO, "Tuberculosis Deaths Rise for the First Time in More Than a Decade Due to the COVID-19 Pandemic," Oct. 14, 2021, https://www.who.int.

17. Gavi, https://www.gavi.org.

18. Chandrakant Lahariya, "A Brief History of Vaccines & Vaccination in India," *Indian Journal of Medical Research* 139, no. 4（2014）: 491–511.

19. WHO Immunization Dashboard for India, https://immunizationdata.who.int/.

20. 麻疹疫苗包括第一剂（MCV1）和第二剂（MCV2）。年度麻疹病例数包括临床确诊的、流行病学相关的或通过实验室调查的。数据来源：WHO, Measles vaccination coverage, 2021（accessed Jan. 2022）, data reported through the WHO/UNICEF Joint Reporting Form on Immunization and the WHO/UNICEF Joint Estimates of National Immunization Coverage : https://immunizationdata.who.int. CC BY 4.0.

21. Global Polio Eradication Initiative, "The First Call," March 13, 2020, https://polioeradication.org/.

22. Interview with Faisal Sultan, Oct. 13, 2021.

23. Our World in Data, "Daily COVID-19 Vaccine Doses Administered per 100 People," https://ourworldindata.org/.

24. IHME, "Flows of Development Assistance for Health," https://vizhub.healthdata.org.

25. Statista Research Department, "Size of the Global Fragrance Market from 2013 to 2025（in Billion U.S. Dollars）," Nov. 30, 2020, https://www.statista.com.

26. 1990—2019 年，5 岁以下儿童死于传染病、营养性疾病和新生儿疾病的总数。数据来源：Institute for Health Metrics and Evaluation（IHME）at

the University of Washington, Global Burden of Disease Study 2019.

27. 5 岁以下儿童死于某些可预防的疾病。肺炎造成的死亡代表下呼吸道感染。数据来源：Institute for Health Metrics and Evaluation（IHME）at the University of Washington.

## 第九章

1. The last known smallpox death：CDC，"History of Smallpox," https://www.cdc.gov.

2. The Primary Health Care Performance Initiative，https://improvingphc.org/.

3. G20 High Level Independent Panel on Financing the Global Commons for Pandemic Preparedness and Response，"A Global Deal for Our Pandemic Age," June 2021，https://pandemic-financing.org.

4. OECD，"The 0.7% ODA/GNI Target—a History," https://www.oecd.org.

## 后　记

1. Pew Research Center，"Mobile Fact Sheet," https://www.pewresearch.org.

2. U.S. Census Bureau，"Quarterly Retail E-Commerce Sales，4th Quarter 2020," Feb. 2021，https://www.census.gov.

3. Oleg Bestsennyy et al.，"Telehealth：A Quarter-Trillion-Dollar Post-COVID-19 Reality?," McKinsey & Company，July 9，2021，https://www.mckinsey.com/.

4. Timothy Stoelinga and James Lynn，"Algebra and the Underprepared Learner," UIC Research on Urban Education Policy Initiative，June 2013，https://mcmi.uic.edu/.

5. Emily A. Vogels，"Some Digital Divides Persist Between Rural，Urban and Suburban America," Pew Research Center，Aug. 19，2021，https://www.pewresearch.org/.

6. Sara Atske and Andrew Perrin，"Home Broadband Adoption，Computer Ownership Vary by Race，Ethnicity in the U.S.," Pew Research Center，July 16，2021，https://www.pewresearch.org.

7. AT&T Photo Service/United States Information Agency/PhotoQuest via Getty Images.